서른부터 달라지는
스페셜 스킨케어

서른부터 달라지는
스페셜 스킨케어

이나경 지음

화장품 전문가가 알려주는 내 피부 맞춤 가이드

Prologue

화장품 칼럼니스트로 첫 번째 책을 낸 것이 올해로 벌써 10년이 됐다. 당시 나는 이미 30대 중반이었고, 나름대로 피부에 관한 수많은 시행착오를 먼저 겪은 선배로서 여러 가지 피부 고민을 안고 있는 여성들과 유용한 경험을 나누고 싶었다.

지난 15년간 스킨케어 관련 일을 하면서 20대 초반의 대학생이었던 독자들은 이제 30대 중반의 직장인으로, 30대 직장 여성들이었던 독자들은 40대 학부형으로 바뀌기도 했다. 그래서 20대 시절 여드름으로 고생했던 지성피부를 가진 A양은 지금은 모공의 확장과 여드름 자국 때문에 고민을 하고, 탱탱한 피부를 자랑하던 B양은 서서히 쳐지는 턱선 때문에 상담을 해오기도 한다. 피부노화라고 하면 여성들은 눈가의 주름이나 볼 위의 기미 자국 같은 것들만 연상하지만 실제로는 이렇게 나이와 피부에 따라 매우 다양한 형태로 나타나게 된다.

갑작스러운 피부의 노화현상으로 상담을 요청해오는 여성들을 만나보면 몇 가지 공통점을 찾을 수 있다. 가장 큰 특징은 그들 중 대부분이 사람들이 좋다고 하는 화장품들은 거의 다 섭렵한 후라는 점이다. 특히 30대 이상 여성의 화장대에서 기능성 화장품은 빼놓을 수 없다. 대부분의 여성들이 노화의 징후를 눈으로 확인하는 순간 득달같이 화장품 매장에 달려가 이번 달 잡지에서 소개된 새로 출시된 리프팅 크림이나 케이블 채널의 뷰티 관련 프로그램에서 추천하는 화이트닝 에센스를 구입한다. 그런데 이렇게 좋다는 화장품은 다 써봤음에도 정작 자신의 피부에 필요한 화장품을 가지고 있는 사람은 매우 드물다. 예를 들어 번들번들한 지루성 각질로 모공이 다 막혀 있는데도 제대로 된 딥클렌징 마스크를 가지고 있는 여성이 없고, 턱에 뾰루지가 생겨도 안티박테리알/각질제거 기능의 여드름 스팟 제품보다는 화이트닝 스팟 제품을 바르기도 한다. "화장품을 써볼 만큼 써보고 피부에 할 만큼 다 해봤다"라고 자신 있게 말하는 30~40대 여성들이라면 한번 솔직하게 얘기해보자. 지금까지 구입한 화장품 중에서 정말 돈이 아깝지 않다고 느꼈던 화장품이 몇 개나 되는지, 또 피부가 정말 달라졌다고 느낀 스킨케어 방법에 어떤 것들이 있었는지를.

    이 책이 이제 피부노화를 실감하기 시작하는 30대 여성들과 도저히 걷잡을 수 없이 진행되는 피부노화 때문에 고민에 빠진 40대 여성들이 자신의 스킨케어 습관과 화장품 선택 방식을 다시 한 번 되돌아보고 현명한 기준을 마련하는 계기가 되기를 바란다.

2014년 8월
이나경

| Contents |

Prologue • 4

Chapter 01 아름다운 피부를 위한 평생의 재산, 피부 기초 지식

1. 피부를 제대로 알아야 예뻐진다 • 13
2. 촉촉하고 건강한 피부를 위해 기억해야 할 세 가지 • 17
3. 피부 타입보다 중요한 것은 피부 컨디션 • 21
   Ask Winnie 복합성 피부는 어떻게 관리해야 하나요? • 24
4. 20대부터 50대까지, 우리 피부가 말하는 것들 • 26
5. 피부를 위해 먹어야 할 것, 먹지 말아야 할 것 • 32
   Ask Winnie 다이어트할 때 피부에 좋은 간식으로는 어떤 것이 있나요? • 35

Chapter 02 복잡한 화장품, 간단하게 이해하기

1. 화장품은 어떤 성분으로 이루어져 있을까? • 41
2. 내 화장품 속에 들어 있는 독? • 46
   Ask Winnie 실리콘 성분은 피부에 좋지 않은가요? • 53
3. 천연? 합성? 화장품 회사의 교묘한 말장난 • 55
4. 화장품 성분표만 잘 읽어도 내게 맞는 화장품이 보인다 • 61
   Ask Winnie 키엘 수분크림이 생각보다 촉촉하지 않아요. • 67

Chapter 03 지금부터 알아야 할 스킨케어에 대한 진실 혹은 거짓

1 토너의 힘을 믿으세요? • 73
   Ask Winnie SK-Ⅱ 트리트먼트 에센스와 미샤 타임 레볼루션 에센스는 비슷한 제품인가요? • 80

2 에센스에 대한 오해와 진실 • 83
   Ask Winnie 앰플이 들어간 에센스는 더 고농축일까요? • 89

3 에멀전이란? 수분에센스에서 모이스처라이징 밤까지 • 92

4 모이스처라이저, 피부의 수분 15%를 지켜라 • 95

5 아이크림, 페이셜 크림과 무엇이 다를까? • 101

Chapter 04 한 걸음 더! 기능성 화장품

1 내가 사용하고 있는 화장품, 정말 기능성 화장품일까? • 107

2 자외선 차단 완벽 해부 • 114
   Ask Winnie SPF 50 자외선 차단제를 정량의 1/2만큼 바르면 SPF 25가 되나요? • 127

3 진짜 화이트닝을 위해 당신이 꼭 알아야 할 것들 • 129

4 주름개선 화장품으로 딱 3년만 젊어지자 • 134
   Ask Winnie 레티놀, 임신부가 사용해도 안전한가요? • 140

Special Skin care

Chapter 05
돌입, 스마트 홈 케어!

1 홈 케어를 정복하려는 자, 클렌저부터 잘 골라라 • 145
2 피부를 망치는 각질제거, 피부를 살리는 각질제거 • 150
　Ask Winnie 각질제거를 자주하면 피부가 얇아지지 않을까? • 157
3 탄력과 보습 관리 • 159
4 피부과 시술보다 중요한 재생 관리 • 165
5 화장품의 침투를 300% 증진시켜주는 미용기기에 투자하라 • 172

Chapter 06
대한민국 여성의 대표적인 피부 고민 넷

1 계절에 따라 달라지는 화이트닝 관리 • 183
2 블랙헤드에서 늘어진 모공까지 단계별 관리 • 190
　Ask Winnie SK-II 레드 에센스가 모공을 조일 수 있을까? • 194
3 눈가 주름, 정말 없앨 수 없는 건가요? • 196
　Ask Winnie 자외선 차단제를 사용할 때마다 눈이 시려요.
　키엘 아이스틱을 사용하면 어떨까요? • 204
4 25세부터 시작하는 성인 여드름 관리 • 206

*

혹시 피부가 촉촉하기를 바라면서 이중세안을 하고, 알코올이 들어간
토너를 사용하면서 내 피부를 건조하게 만들고 있는 것은 아닌지,
피부가 깨끗하고 투명하길 바라면서 각질이 쌓여가는 걸 방치하고 있는 것은
아닌지 생각해보자. 피부에 대한 기초지식을 쌓고 화장품의 어떤 성분들이
피부에 어떻게 작용하는지 이해한다면, 나만의 길을 찾아 화장품을 구입하고
보다 현명한 방법으로 피부를 관리할 수 있을 것이다.

Chapter 01

아름다운 피부를 위한 평생의 재산, 피부 기초 지식

Special Skin Care

1

피부를 제대로 알아야 예뻐진다

화장품 광고에서 흔히 볼 수 있는 카피가 '피부 깊숙이 스며드는'이라는 말이다. 그런데 과연 광고대로 화장품이 피부의 두께를 뚫고 깊숙이 침투하기는 하는 것일까? 또 피부 어디까지 스며들어야 화장품이 제 기능을 다 하게 되는 것일까?

인간의 피부 중 가장 두꺼운 부위는 손바닥과 발바닥이고 가장 얇은 부위는 눈꺼풀이다. 눈꺼풀의 두께는 0.02㎖ 정도로 피부 노화가 제일 먼저 일어나는 부위이기도 하다. 이처럼 피부 두께는 신체 부위마다 다르지만 구조는 같아서 모두 표피, 진피, 피하지방의 삼층 구조로 이루어져 있다. 그중에서 우리가 보통 '피부'라고 부르는 곳은 바로 표피와 진피에 해당한다. 이곳은 피부 생리학적인 작용이 일어나는 곳이며 미용에 중요한 역할을 하고 있는 부분이기도 하다.

피부의 턴오버 주기를 파악하라

미용 잡지를 보면 '피부 턴오버turn over에 맞추어 관리하라'라는 이야기가 많이 나온다. 턴오버는 피부의 생성주기를 말하는데, 바로 이 턴오버 과정이 일어나는 곳이 피부의 표면에 해당하는 표피다. 표피는 각질층, 투명층, 과립층, 유극층, 기저층의 5개의 층으로 이루어져 있으며, 자외선이나 외부의 오염물질, 자극으로부터 피부를 보호하는 역할을 한다.

사실 우리는 매일 새롭게 바뀐 피부와 만나고 있다. 피부는 매일 재생 과정을 통해 오래된 피부세포를 걷어내고 새로운 피부세포를 만들어내기 때문이다. 이때 새로운 피부세포는 표피의 제일 아래층인 기저층에서 만들어진다. 기저층에서 만들어진 새로운 피부세포가 표피의 제일 위에 있는 각질층 아랫부분까지 이동하는 데는 14일이 걸린다. 그리고 각질층에 도달한 피부세포는 하루에 1장 정도씩 탈락하는 과정을 거친다. 건강한 각질층은 약 15개 층으로 이루어져 있으므로, 결과적으로 새로 태어난 피부는 약 28일이 지나면 그 다음 새로운 피부로 교체되는 셈이다.

스킨케어의 핵심은 각질층과 기저층의 관리

화장품을 이용한 스킨케어에서는 표피의 맨 위에 있는 각질층과 제일 아래에 있는 기저층의 관리가 매우 중요하다. 기저층에서 건강한 피부세포가 만들어지지 않는다면 아무리 좋은 화장품을 사용해도 피부가 매끈하고 촉촉해질 수 없다. 하지만 기저층은 새로운 피부세포뿐 아니라 피부를 칙칙하게 만드는 멜라닌 색소도 함께 만들어낸다. 멜라닌의 과잉 생성은

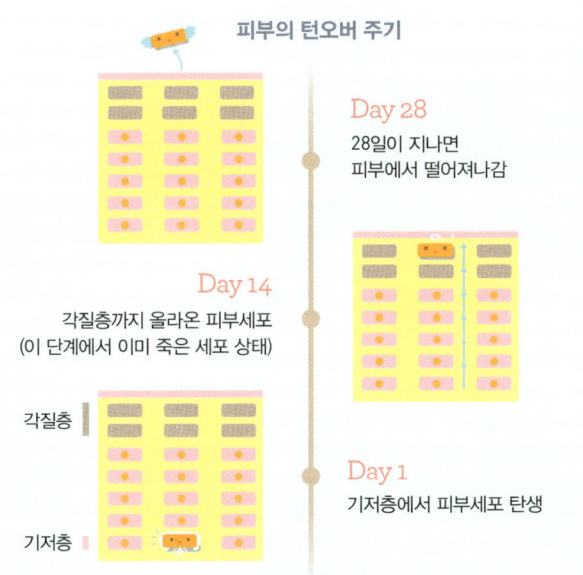

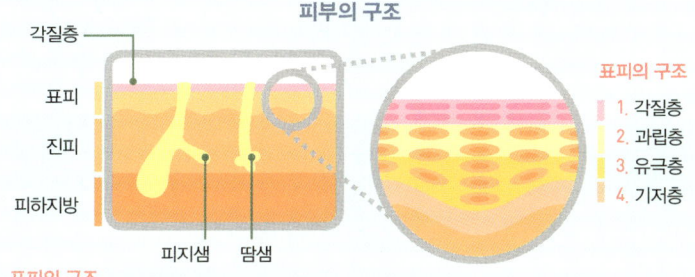

표피의 구조

1. **각질층** 외부의 유해물질을 차단하고 피부 속 수분이 외부로 증발되는 것을 막아준다. 피부 방어에 있어서 제일 중요한 역할을 한다.
2. **과립층** 피부세포의 각화가 일어나는 곳. 여기에서부터 피부세포는 생명을 잃은, 즉 죽은 세포가 된다. 수분의 침투를 막는 저지막이 있다.
3. **유극층** 진피로부터 영양을 공급받아 표피 전반에 전달한다.
4. **기저층** 피부색소인 멜라닌과 피부세포가 만들어지는 곳이다.

※ '투명층'은 보통 손바닥이나 발바닥 같은 두꺼운 피부에만 있다.

기미와 같은 색소침착으로 이어지기 때문에 기저층의 멜라닌 형성세포를 효과적으로 억제하지 않는다면 화이트닝 관리에서 성공하기 어렵다. 보통 노화가 진행되면서 신진대사가 떨어지면 새로운 피부세포의 생성도 줄어들게 되고 전반적인 피부 재생 역시 둔화된다.

진짜 건강한 피부가 결정되는 곳, 진피

진피란 말 그대로 살아있는 진짜 피부로, 표피와의 가장 큰 차이는 피가 흐르는 피부라는 것이다. 진피에서는 화장품이 아닌 혈관으로부터 영양소를 공급받아 콜라겐, 엘라스틴, 히알루론산 등의 피부 기저물질들을 만들어낸다.

콜라겐은 피부의 탄력을 담당하고, 엘라스틴은 피부의 탄성을 담당한다. 아침에 베개에 눌린 자국이 원래대로 잘 돌아오지 않는 것은 바로 엘라스틴 변성으로 피부의 탄성이 떨어졌기 때문이다. 히알루론산은 피부 속 수분 저장고로 콜라겐 형성세포의 영양소이자 피부에 볼륨을 주는 역할을 담당한다. 물광주사나 주름필러의 주성분이 히알루론산인 것도 진피층 안에 부족한 히알루론산을 채우기 위해서다.

노화가 진행되면 진피의 모습에는 변화가 나타난다. 콜라겐과 엘라스틴은 마치 오래된 침대 매트리스 속처럼 쿠션이 눌리고 스프링이 비틀어진 형태로 변해간다. 또한 히알루론산의 생성도 점점 줄어든다. 그 결과 피부는 자연스레 처지고 주름 골은 깊어지며, 점점 수분이 부족해진다.

Special Skin Care

2

촉촉하고 건강한 피부를 위해
기억해야 할 세 가지

20대를 지나 30대에 접어들면 대부분의 사람들이 피부 타입에 상관없이 수분 부족 현상을 호소한다. 건성피부는 피지 분비가 줄어들면서 더 건조해지고, 지성피부는 겉으로 보기엔 번들번들하지만 속으로는 피부가 땅기는 느낌을 받는다. 또 피부의 재생력도 예전 같지 않아서 한번 뾰루지가 나면 상처가 며칠을 가다 결국엔 색소침착으로 이어진다.

표피는 자외선과 공해와 같은 외부의 유해요소에 직접적으로 노출되기 때문에 피부 구조 상 가장 먼저 노화가 진행되는 부분이다. 따라서 얼마나 튼튼하고 건강한 표피를 유지하는가는 장기적인 안티에이징 관리에서도 매우 중요한 관건이다. 그렇다면 표피를 건강하게 유지하기 위해서 가장 중요한 것은 무엇일까?

무엇보다 기본적으로 피부를 항상 촉촉한 상태로 유지해야 한다. 이를 위해 피부에 수분을 채워주는 방법으로 미스트 뿌리기, 하루에 물 8잔 마시기 등 다양한 방법이 소개되고 있다. 하지만 단순히 피부에 끊임없이 물을 공급하는 것만으로는 부족하다. 피부가 노화 과정에서 수분을 잃고 탈수 피부가 되는 데는 보다 복잡한 과정을 거치기 때문이다.

자외선과 잘못된 습관으로부터 천연보습인자를 지켜라

피부의 수분 유지를 위해 가장 중요한 요소는 N.M.F Natural Moisturizing Factor (천연보습인자)와 세포간 지질이다. 표피세포의 구조는 쉽게 말해 벽돌을 쌓은 담 형태로 이루어져 있는데, 케라틴이라는 단단한 단백질로 이루어진 각질세포가 벽돌처럼 촘촘히 겹쳐져서 피부 보호막을 형성하고, 세포간 지질이 각질세포 사이를 아교처럼 메우고 있다. 이 벽돌(표피세포)안에서 발견할 수 있는 수용성의 물질을 N.M.F, 즉 천연보습인자라고 부르는

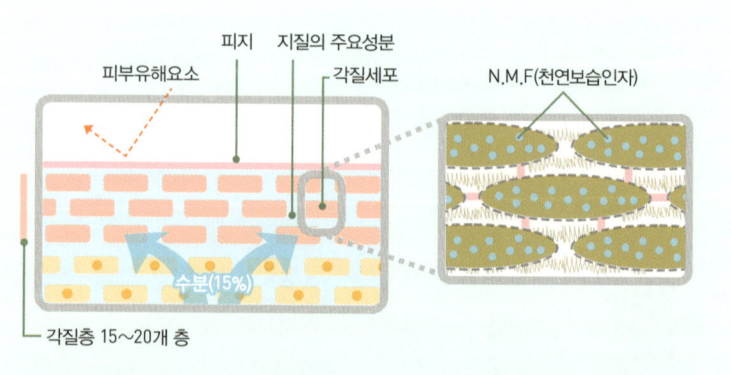

건강한 피부란 피부 표면에 적당량의 피지가 있어 외부 유해요소의 침입을 막을 수 있는 피부다. 각질층은 15~20개 층으로 이루어져 있고, 지질은 각질세포의 사이사이를 촘촘히 메우는 아교 역할을 한다. 지질의 주요 성분으로는 세라마이드가 있다. 그림처럼 건강한 각질세포와 지질이 피부를 구성해서 수분의 증발을 막고 피부 속 수분을 15%로 유지시킨다.

데 이것이 외부로부터 수분을 끌어와 피부에 가둬두는 수분 스펀지 역할을 한다. 그러나 나이가 들어감에 따라 이 천연보습인자는 점차 줄어들게 되고, 이와 함께 피부의 수분 보유력이 떨어져 피부가 건조하다고 느끼게 된다.

천연보습인자는 수용성이기 때문에 세안을 자주하거나 샤워나 목욕을 너무 오래하는 등의 잘못된 습관은 좋지 않다. 또한 자외선에 의한 피부 손상(광노화)도 천연보습인자가 줄어드는 원인으로 지목받고 있기 때문에, 피부 보습을 위해서는 꼼꼼한 자외선 차단이 중요하다. 보통 피부세포가 약 15% 정도의 수분을 유지하고 있을 때가 가장 이상적인 보습 상태이고, 수분이 10% 이하로 떨어지면 '건조하다'라고 표현한다.

> **Pro's Tip**
>
> 고급 모이스처라이저일수록 우리 피부의 천연보습인자 성분을 제품 속에 넣어 수분을 공급한다. 화장품을 고를 때 성분표에서 소듐PCA, 우레아(유레아), 락틱애씨드 등을 찾아보도록 하자. 특히 우레아, 락틱애씨드는 보습 기능뿐 아니라 부드러운 각질제거에도 효과가 있는, 보습과 각질 관리를 동시에 할 수 있는 훌륭한 성분이다.

투명한 피부를 위해서는 적당한 각질제거가 필수!

피부 노화의 징후는 다양하게 나타나는데 제일 먼저 느끼게 되는 것은 피부의 투명감 저하, 바로 '각질의 비후'이다. 각질의 비후란 각질이 비정상적으로 두꺼워지는 현상을 말한다. 30대에 들어서면 피부의 턴오버는 더욱 둔화되고 이는 각질의 비후로 이어진다. 아무리 고가의 수분에센스와 수분크림을 발라도 피부가 땅긴다거나, 화이트닝에센스를 발랐는데도 여전히 피부가 칙칙하다면 각질층이 두꺼워진 것은 아닌지 의심해봐야 한다. 각질층이 두꺼워지면 화장품의 유효성분이 피부 속까지 전달되는 데 어려움이 따른다.

그러나 과도하게 각질을 제거하는 것도 피부의 건강을 해치게 된다는 점을 명심해야 한다. 각질층이 너무 얇으면 보호막이 약화되어 피부가 외부의 자극요소에 쉽게 노출되기 때문이다. 약간의 기후 변화와 화장품 교체에도 자극을 느끼는 민감성 피부나 아토피성 피부가 여기에 해당한다.

피지는 유분과 수분의 밸런스를 맞춰주는 천연 화장품

누구나 한번쯤은 공들여 메이크업을 마치고 겨우 몇 시간이 지났을 뿐인데 피부가 번들거리기 시작해 신경 쓰였던 경험이 있을 것이다. 대부분의 여성들은 그럴 때마다 기름종이를 이용해 피지를 닦아내기에 바쁘다. 그러나 사실 적절한 양의 피지는 피부에 가장 이상적인 유수분 밸런스를 맞춰주는 천연 화장품이다. 피지는 외부환경이 건조할 때 피부 표면의 수분이 증발하지 않도록 보호막이 되어주고, 종일 촉촉함을 유지시켜 피부에 윤기를 더해주는 역할을 하기도 한다. 물론 피지 분비 역시 나이가 들면서 점차 줄어들게 되는데, 이는 나이가 들수록 피부가 건조해지는 원인이 된다.

Special Skin Care

3

피부 타입보다 중요한 것은 피부 컨디션

스킨케어와 화장품에 한창 관심이 많던 10대 후반, 나는 아모레 화장품에서 발간하던 『향장』이라는 미용 잡지를 가끔 읽곤 했다. 그런데 어느 날 잡지를 읽다가 "우리나라 여성의 70%는 건성피부다"라는 내용을 읽게 됐다. 그때 생긴 선입견 때문인지, 나는 지금도 아모레 화장품이라고 하면 '유분이 많은 화장품'이라는 이미지를 떠올리게 된다. 실제로 중장년층 여성들을 겨냥해 만들어진 설화수의 크림이 '뭘 발라도 건조한' 20대 건성피부 여성들에게도 큰 인기를 끌고 있고, 에뛰드나 이니스프리와 같은 10~20대가 주 소비층인 브랜드에서도 '고보습'을 내세운 모이스처라이저들이 큰 인기를 끄는 것을 볼 수 있다.

그런데 내가 읽은 기사처럼 정말 우리나라의 대다수 여성들이 건성피부일까? 아마도 그건 사실이 아닐 것이다. 기사에서 그렇게 썼던 것은 건조한 피부까지 건성피부 안에 포함시켰기 때문일 것이다. 많은 사람들이 건조한 피부와 건성피부는 같다고 생각하는데 사실은 그렇지 않다.

건조한 피부는 건성피부를 포함한 좀더 광범위한 개념이다. 건성피부는 피지의 분비가 적고 건조한 피부를 의미하는 반면, 건조한 피부는 30대 이후 광노화가 본격적으로 나타나는 나이부터 피부 타입에 관계없이 쉽게 볼 수 있다. 또 여성에게만 해당하지 않는다. 피지 분비가 활발히 이루어지는데도 피부의 건조함을 호소하는 것은 남성들도 마찬가지다. 건조한 피부는 생활습관에 많은 영향을 받는데, 오버 클렌징(여성들의 이중세안이나 남성들의 잦은 비누세안이 이에 해당한다)이나 부족한 보습, 과도한 냉난방, 알코올이나 카페인 음료 섭취 등이 원인이다.

피부타입과 피부상태를 함께 관리하라

타고난 피부타입과는 구별되는 장단기적인 피부의 변화과정을 피부상태 skin condition라고 부른다. 피부상태는 식생활, 생활습관, 화장품의 사용과 스킨케어를 통해 즉각적인 상태 완화부터 장기적인 피부 개선까지 그 변화의 폭이 크다. 그렇기 때문에 우리가 스킨케어를 계획하고 화장품을 선택할 때는 피부타입과 피부상태를 동시에 고려해야 한다.

- **피부타입**(피지 분비량, 모공 확장, 피부결에 따른 분류)
    - 건성   피지 분비량 적음, 섬세한 모공, 매끈하지만 푸석한 피부
    - 중복합성   피지 분비량 적당, 부분적 모공 확장, 부분적 요철 현상
    - 지성   피지 분비량 과다, 전반적인 모공 확장, 전반적으로 귤껍질 같은 요철 현상

- **피부상태**(피부 노화, 건조함, 트러블 등 피부 문제에 따른 분류)

    건조   잔주름, 메마른 각질, 피부 투명감 저하

    노화   잔주름 및 굵은 주름, 두껍고 거친 각질, 피부 탄성 저하

    색소침착   여드름 자국, 기미, 검버섯

    여드름   피부 염증, 모공 막힘(블랙헤드, 화이트헤드)

    예민함   가려움, 따가움, 모세혈관 확장

문제는 30대 이후부터는 피부 문제가 동시다발적으로 나타나게 된다는 것이다. 수분 부족으로 피부가 건조한데도 성인 여드름이 생기고, 이를 해결하기 위해 여드름 관리 제품을 사용하니 피부가 예민해져서 얼굴에 보기 흉한 여드름 자국이 남는 것이 매우 전형적인 패턴이라 할 수 있다. 때문에 성인의 스킨케어는 입체적이며 다각도로 이루어져야 한다. 한 가지 피부 타입을 기준으로 한 화장품 회사의 한 라인의 제품들을 선택해 관리하는 것은 경제적, 시간적인 면에서 결코 효율적이라 할 수 없다. 모이스처라이저(로션, 크림) 제품을 고를 때는 피지 분비 정도에 따라 결정해야 하며, 에센스와 같은 트리트먼트 제품은 자신의 피부 상태에 따라 선택할 때 최적의 효과를 얻을 수 있다.

Ask Winnie

복합성 피부는
어떻게 관리해야 하나요?

Q. 저는 원래 지성피부여서 한여름엔 세수를 해도 피부가 전혀 땅기는 느낌이 없어서 제대로 스킨케어 제품을 사용해본 적이 없어요. 그런데 어느 순간 피부가 너무 땅기는 느낌이 드는 거예요. 그런데도 얼굴의 피지는 여전히 번들거리고요. 그래서 유명한 수분크림을 찾아서 발랐는데, 뾰루지만 나고 건조한 느낌은 사라지지 않네요. 이런 피부를 복합성 피부라고 하던데, 이제부터는 복합성 피부용 화장품을 사용해야 할까요?

A. 복합성 피부용 화장품이란 존재하지 않아요.

너무 직설적인가요? 피부는 정도의 차이만 있을 뿐 대부분 복합성이라고 보면 돼요. T존은 피지 분비가 많고 U존은 상대적으로 건조하죠. 시중에 복합성 피부용이라고 하는 제품은 적당한 수분감은 있으면서 피지조절 기능 성분이 적당히 들어간 중성피부용 제품을 말해요. 그래서 중복합성용이라고 표시를 하죠.

성인이 돼서 나타나는 복합성 피부는 관리하기가 더욱 까다로워요. 단순히 T존과 U존의 문제가 아니라 얼굴이 전체적으로 번들거리면서 피부 속 땅김이 심한 수분 부족 현상을 보이죠. 이러한 피부는 수분 부족형 지성피부라고 불러요. 건조하다고 건성피부와 혼동해서는 안 돼요. 피지는 여전히 왕성히 분비되고 있기 때문에 지성피부인 거죠. 게다가 복합성용 화장품이라고 나온 제품은 보습, 피지조절 중 어느 하나 뚜렷한 만족감을 주기 어려워요. 가장 좋은 해결책은 각각의 브랜드에서 나오는 좋은 건성라인, 지성라인을 섞어서 사용하는 것이에요.

수분 부족형 지성피부가 가장 많이 하는 실수는 피부가 번들거린다고 세정력이 너무 강한 세안제를 사용하는 거예요. 30대가 넘어가면 일단 뽀드득한 느낌을 주는 세안제와는 작별하세요. 부드러운 세안제를 사용하면서 개운한 느낌이 안 든다면 중지성용 알코올 프리 토너로 한 번 더 정리해주면 됩니다. T존 주위에만 사용해도 충분해요. 화장품을 얼굴 전체에 사용해야 한다는 고정관념을 버리세요. 화장품은 필요한 부위에만 사용하면 돼요.

수분 부족형 피부의 전형적인 공통점은 턴오버의 둔화로 피부 각질이 점차 두꺼워진다는 거예요. 각질이 두꺼워지면 수분크림의 흡수를 막아 피부는 계속 건조해지고, 설상가상으로 각질로 인해 모공이 막혀 뽀루지도 생기는 거예요. 따라서 최소 주 1~3회 정도는 부드러운 스크럽폼을 이용해 각질을 제거해주세요. 클렌징 방법을 피부 상태에 맞춰 바꾸는 것만으로도 피부의 보습력을 높일 수 있답니다.

또 보습을 원하지만 뽀루지와 번들거림은 원치 않는다면, 제일 건조한 볼 부위에만 페이셜 오일을 살짝 떨어뜨려 손바닥으로 꾹꾹 눌러주세요. 그런 다음 산뜻한 수분크림으로 마무리하면 됩니다. 주 2회 스페셜케어로, 딥클렌징마스크와 수분마스크를 번갈아가며 해주는 것도 잊지 마시고요.

Special Skin Care

4
20대부터 50대까지, 우리 피부가 말하는 것들

자외선은 매일 관리를 통해 어느 정도 막을 수 있지만, 나이가 들면서 우리 신체의 세포가 노화되는 것은 어쩔 수 없는 일이다. 우리의 신체가 일으키는 대사는 활성산소를 발생시키고, 이 활성산소는 피부 노화에 큰 영향을 미친다. 활성산소의 공격을 받은 세포는 나이가 들어감에 따라 재생이 둔화되고, 피부의 노화가 서서히 가시화된다.

내 피부 시간을 멈추는 단계별 솔루션

단계적으로 찾아오는 피부 노화의 특성을 파악하자. 노화로 인한 피부 변화를 미리 인지하는 것은 체계적인 피부 관리를 계획하는 데 도움이 될 수 있다. 또한 항산화 성분이 풍부한 음식을 균형 있게 섭취하는 등의 노력도 잊지 말자.

20대 후반~30대 초반   턴오버의 둔화

자외선으로 인한 광노화(조기노화)의 징후를 발견하는 시기이다. 첫 번째 변화는 피부의 28일 각질 교체 주기, 즉 턴오버의 둔화를 느끼게 되는 것. 피부는 점차 투명함을 잃게 되며 피부 표면은 거칠어지고 피부의 수분 보유력도 떨어지기 시작한다. 그래서 화장을 해도 흡수가 잘 되지 않고, 오후가 되기도 전에 화장이 들뜨는 것을 발견하기도 한다.

30대 중반 이후   탄력 저하, 잔주름 생성

건성피부라면 잔주름(가성주름, 표면주름, 건조주름)이, 지성피부라면 잔주름의 시기는 좀더 늦출 수 있지만 점차 탄성이 떨어지는 것을 느끼게 된다. 지성·여드름 피부라면 반복적인 염증성 여드름으로 인한 모공 확장이 더욱 두드러지게 되며, 민감성 피부는 볼을 중심으로 한 모세혈관 확장이 나타나기 시작한다. 피부의 탄력이 차츰 사라지면서 얼굴에 생긴 베개 자국이 바로 사라지지 않고 오후까지 남는다. 또한 임신과 출산, 수유 등을 거치면서 본격적으로 광대뼈에 기미가 자리 잡게 된다.

40~50대   볼륨감 상실, 깊은 주름의 생성

40대는 깊은 주름 외에도 탄성 저하, 턱선의 상실, 볼살 처짐, 모공 확장 등 노화의 징후가 동시다발적으로 나타나기 때문에 속된 말로 '피부가 한번에 훅간다'라는 표현을 절절히 실감하는 시기라고 할 수 있다. 콜라겐의 붕괴가 가시적으로 나타나면서 주름의 형태는 가성주름에서 진성주름(링클)으로 발전하고 눈꼬리 주름과 입가의 팔자주름이 깊어진다. 또 피하지방도 없어지기 시작해 젊은 시절엔 젖살로 불리던 탱탱한 볼살이 사라진다.

50대 이후에는 주름이 굵게 자리를 잡아 피부를 잡아당겨도 굴곡이 그대로 남아있게 된다. 그리고 멜라닌 색소가 줄어들면서 피부톤은 밝아지지만 생기가 떨어져 보인다. 남은 멜라닌 형성세포는 기미, 검버섯과 같은 노화반점을 만들어낸다.

Pro's Tip 노화 단계별 코스메틱 솔루션

20대 후반 이후 코스메틱 솔루션
AHA/BHA의 각질제거 성분이 들어간 제품을 토너와 크림 단계에 사용하면서 한 단계 업그레이드된 각질 관리를 한다.

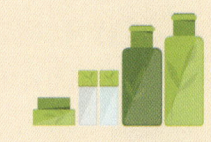

30대 중반 이후 코스메틱 솔루션
콜라겐 합성과 미백 효과가 있는 레티놀, 비타민C 화장품을 사용한다.

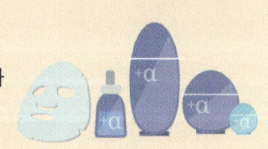

40~50대를 위한 코스메틱 솔루션
피부 상태에 맞춘 펩타이드 화장품을 사용한다. 펩타이드는 다양한 종류가 있어 피부 상태에 따라 선택이 가능하다. 주름이 심한 피부엔 보톡스 효과의 헥사펩타이드, 탄력이 떨어진 피부엔 콜라겐 합성의 펜타·올리고 펩타이드, 손상된 피부의 복구에는 항염 기능의 카퍼펩타이드가 도움이 된다.

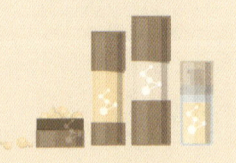

피할 순 없지만 알면 대처할 수 있다. 피부 노화의 6가지 주범!

피부에 관심이 많은 여성들이라면 듣는 것만으로도 충격과 공포감을 느낄 수밖에 없는 단어가 피부 노화가 아닐까? 유전적 요인과 타고난 건강, 라이프스타일과 같은 내부적 요소도 피부 노화에 큰 영향을 미치지만 다른 신체기관과 달리 언제나 외부 환경에 노출되어 있는 피부는 후천적 요인에 더 많은 영향을 받는다.

❶ 자외선

'후천적인 노화=조기노화=광노화'라는 공식이 있을 만큼, 자외선은 후천적인 노화의 주원인으로 지목된다. UVA/UVB는 모두 피부의 DNA를 손상시키며, 특히 UVA는 피부 깊숙이 침투하여 콜라겐과 엘라스틴의 변성을 일으키고, 이는 주름, 탄력 저하(30대 이후의 모공 확장 역시 탄력 저하가 원인이다), 멜라닌 합성 촉진으로 인한 기미 및 잡티 등의 원인이 된다. 또한 혈관에도 영향을 미쳐서 손상을 입은 모세혈관은 피부의 다크서클을 더욱 두드러지게 하고 피부톤도 얼룩덜룩하게 만든다.

❷ 호르몬

우리의 몸에는 여성호르몬과 남성호르몬이 함께 존재한다. 여성호르몬인 에스트로겐은 피부의 촉촉함과 부드러움을 유지시켜주는데, 지나치게 높아지면(예를 들어 에스트로겐 함량이 높은 피임약 복용 등으로 인해) 피부에 색소침착이 생기는 등의 부작용이 일어난다. 반대로 폐경 이후 신체 내 에스트로겐의 수치가 낮아지면 피부가 푸석해지고 건조해지며 재생력이 떨어진다.

❸ 흡연과 음주

화장품 회사의 광고와 달리 실제로 피부에 영양과 생명력을 전달해주는 것은 화장품이 아닌 우리가 섭취하는 영양소다. 바로 이 때문에 흡연과 음주가 피부 노화의 큰 요인이 된다. 니코틴은 모세혈관을 수축시켜 피부에 영양과 산소의 원활한 공급을 막는다. 또한 흡연 시 신체 내부에는 수많은 활성산소가 발생하게 되어 세포가 파괴될 뿐 아니라 신체의 작은 상처에도 재생이 더뎌진다. 음주는 모세혈관을 확장시켜 피부를 붉고 얼룩덜룩하게 만들 수 있다.

❹ 상반된 실내외 환경

극단적인 실내외 환경의 차이는 피부의 유수분 밸런스를 망가뜨리고 표피를 손상시켜 피부를 건조하게 만드는 것은 물론 예민하게 만든다. 그로 인해 피부 방어력 또한 약해지며 피부질환에 취약한 피부가 된다.

❺ 잘못된 스킨케어

과도한 각질제거로 인한 피부 자극, 이중·삼중 세안으로 인한 피부 건조, 피부에 맞지 않는 에센스나 모이스처라이저의 오용이나 남용 등도 문제다. 모두 피부의 방어막을 손상시키거나 모공을 막고, 계속 피부 트러블을 생기게 해서 노화 속도를 빠르게 한다.

❻ 스트레스

심리적, 육체적 스트레스는 아드레날린의 분비를 촉진해 혈액의 흐름을 피부보다는 근육으로 집중시킨다. 그 결과 피부는 초췌해지고 생기를 잃는다. 또 오랜 시간의 수면 부족은 눈가의 다크서클과 아이백 Eye Bags (불룩하게 처지는 눈밑지방)을 유발하고, 피부로부터 수분을 앗아가거나 턴오버를 늦춰 결과적으로 거칠고 푸석한 피부로 만든다.

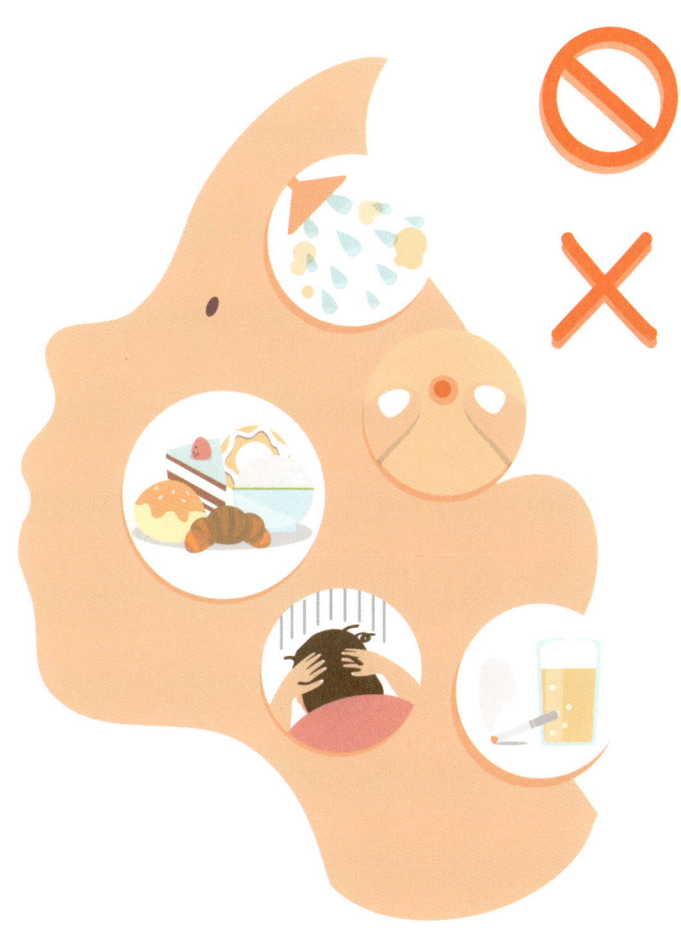

Special Skin Care

5
피부를 위해 먹어야 할 것, 먹지 말아야 할 것

피부는 우리의 몸을 투영하는 거울과 같아서 신체의 노화는 피부의 노화로 그대로 나타난다. 피부는 다른 인체의 장기와 마찬가지로 혈액을 통해 우리가 섭취한 음식의 영양소를 공급받는다. 진피와 피하지방에는 혈관, 모근들이 존재하는데 혈관을 통해 영양을 공급받은 진피는 콜라겐, 엘라스틴 등의 기저물질들을 생성한다. 또한 모발의 생성도 촉진된다. 급격한 다이어트로 살을 빼는 경우 피부에 탄력이 떨어지고 머리카락과 손톱이 거칠어지는 것은 바로 이 때문이다.

특히 탄수화물 위주의 한국인 식단과 밀접한 관련이 있는 GI 지수(탄수화물이 포도당으로 전환되는 수치)는 신체의 비만뿐 아니라 피부 트러블과도 매우 밀접한 관련이 있다.

피부가 유난히 뻣뻣해지고 탄성이 떨어진다면?

나이가 들어감에 따라 유난히 피부의 탄성이 떨어지고 뻣뻣해지며 쉽게 주름이 생긴다면 당화glycation를 의심해볼 수 있다. 당화란 간단히 말하자면 콜라겐과 엘라스틴에 캐러멜을 입힌 것이라고 할 수 있다. 뻣뻣해진 콜라겐, 엘라스틴으로 인해 피부의 탄성이 떨어지며 쪼그라든 피부에 쉽게 주름이 생긴다. 자외선 손상과 마찬가지로 당화는 수년에 걸쳐 축적되었다가 갑자기 나타난다. 2007년 영국의 한 피부과 저널에 발표된 연구에 의하면 35세부터 당에 의한 노화가 가시화된다고 한다.

　당화를 얘기할 때 빼놓을 수 없는 것이 바로 AGEs Advanced Glycation End Products(최종당화산물)라고 할 수 있는데 이름 그대로 신체 내에서 노화를 촉진하는 물질이다. 높은 GI 지수를 가진 과일과 야채류(감자, 파인애플), 정제 탄수화물(쌀밥, 흰밀가루, 설탕), 가공식품(탄산음료, 프라프치노), 가열을 많이 한 음식(튀김, 구운 고기) 등을 많이 섭취할수록 신체는 더 많은 AGEs를 형성하게 된다. 반면 낮은 GI 지수의 녹색채소와 과실(아스파라거스, 브로콜리, 샐러리, 양상추, 시금치, 토마토)은 AGEs의 형성을 억제한다. 또 식품에 포함된 풍부한 항산화, 비타민 성분들이 피부를 강하게 만들어 자외선으로 인한 피부 노화를 안팎으로 억제할 수 있다.

몸에 나쁜 음식은 피부에도 해롭다

녹황색 채소와 과일은 다이어트와 피부 노화를 한 번에 잡을 수 있는 착한 식품들이다. 따라서 날씬하고 빛나는 피부를 원한다면 평소에 이런 식품들을 잘 챙겨 먹어야 한다. 밀가루 음식과 가공식품을 입에 달고 살면서 환하게 빛나는 피부를 원하는 것은 지나친 욕심이다. AGEs에 의한 피부의 노화 과정을 자세히 살펴보면 그 이유를 더 정확하게 알 수 있다.

● AGEs에 의한 피부 노화 과정

1. **항산화 물질 억제** 자외선에 의해 피부 내에 활성산소가 생기는데 이를 중화하는 기능이 떨어지게 된다. 따라서 광노화를 더욱 가속화시킨다.

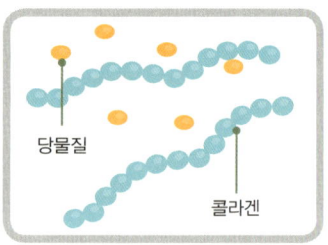

2. **콜라겐 변형** 피부에는 다양한 콜라겐이 존재하는데 그중 콜라겐Ⅲ는 어린아이에게 많이 볼 수 있는, 피부의 탄력을 만드는 성분이다. 나이가 들어가면서 우리 피부 속 콜라겐은 좀더 뻣뻣한 콜라겐Ⅰ으로 변하는데 AGEs는 이 과정을 가속화시킨다.

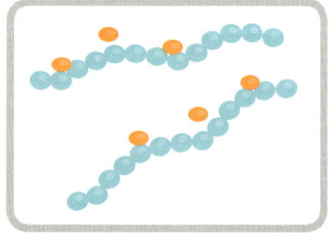

3. **콜라겐 교차 결합** 노화물질인 AGEs가 콜라겐 사이사이에 달라붙게 되면서 콜라겐을 변성시켜 피부 탄성이 떨어지고 주름이 생겨 노화 피부로 이어진다.

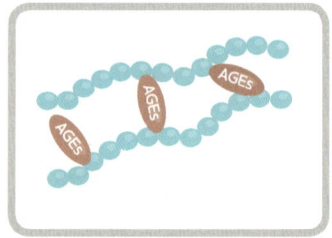

콜라겐 교차 결합

Ask Winnie

다이어트할 때 피부에 좋은 간식으로는 어떤 것이 있나요?

Q. 다이어트를 위해서 소식을 하고 있는데 살은 빠졌지만 피부는 오히려 더 푸석푸석해진 것 같아요. 피부를 위해서 뭔가 먹어줘야 할 것 같은데 살이 다시 찔까봐 걱정이 되네요.

A. 극단적인 단식이나 소식을 하면 영양이 부족해져서 모발과 피부가 거칠어집니다.

다이어트를 위해 소식을 하면 달달한 당분을 찾게 되는 부작용이 발생하여 탄수화물 폭식과 요요현상으로 이어질 수 있어요. 그런데 문제는 이 당분이 살을 찌울 뿐 아니라 피부의 노화를 더 촉진할 수 있다는 거예요. 식사 중간중간 야채 및 견과류 등으로 구성된 가벼운 간식을 먹는다면 피부에 필요한 균형 잡힌 영양소가 공급될 뿐 아니라 허기를 줄여줘 폭식으로 인한 요요현상을 줄일 수 있어요. 다음에 소개하는 식품들을 눈여겨봐주세요.

1. 단호박 출출할 때 단호박찜으로 라떼를 만들어보세요. 단호박에는 베타카로틴이 풍부하여 항산화 기능, 보습, 자외선으로부터의 피부보호 효과가 높습니다.

2. 토마토 토마토 안의 리코펜은 항산화, 자외선으로부터 피부를 보호하는 효과가 높습니다. 쪄서 먹으면 리코펜을 좀더 농축시킬 수 있어요.

3. 당근 다이어트를 시작하면서 여드름이 더 심해졌다면 미니 당근을 쪄서 다른 야채와 같이 먹어보세요. 당근에는 비타민A가 풍부한데 이 성분이 피부의 턴오버를 촉진시켜 여드름 발생을 줄여줍니다.

4. 다크 초콜릿 카카오 함량이 높은 다크 초콜릿은 플라보노이드 등의 항산화 성분이 풍부하여 신체 내에서 발생하는 유해산소와 자외선으로 인한 피부 손상을 막아줍니다.

5. 석류 나이가 들어감에 따라 여성호르몬의 분비가 저하되면 피부의 탄력은 떨어지고 건조가 가속화됩니다. 석류는 항산화 성분인 폴리페놀이 다량 함유되어 있는, 식물성 여성호르몬의 보고이기도 합니다.

6. 블랙베리 콜라겐 합성을 촉진시켜주고 멜라닌 합성을 억제하며 자외선으로 피부를 보호하는 비타민C가 풍부해요. 또한 블랙베리에는 식이섬유도 풍부하여 배고픔을 막아줍니다.

7. 호두, 아마씨 호두에는 오메가-3 필수지방산이 풍부하게 함유되어 있고, 피부를 촉촉하게 해줄 뿐 아니라 안티링클 효과가 있어요. 또한 오메가-3는 신체 내에서 항염작용을 하기 때문에 건선이나 피부염 등이 잦은 피부에 도움이 됩니다.

8. 아몬드 비타민E가 풍부해서 피부 보습에 도움이 될 뿐 아니라 피부가 자외선으로부터 손상을 받지 않도록 도와줍니다. 하루에 약 20개 정도가 좋아요.

9. 브라질넛 브라질넛에는 셀레늄이 풍부하게 들어있어요. 비타민 E가 풍부한 아몬드, 해바라기씨, 헤이즐넛 등과 함께 먹을 때 시너지 효과를 내면서 신체의 면역 체계를 강화시켜 건강한 피부로 만들어줍니다.

10. 완두콩 콩 역시 식물성 여성호르몬(피토에스트로겐)이 풍부하게 들어있어 피부 탄력 저하를 방지하고 거칠어진 피부를 회복시켜줍니다. 일식집의 안주처럼 가볍게 쪄서 먹어보세요.

*

피부에 대한 기초지식은 피부 건강을 좌우하고, 화장품에 대한 기초지식은
피부 미용의 필수 자산이 된다. 지금까지 피부에 대해 알아보았다면
이제 화장품에 대해 공부할 차례다.
이번 장에서는 화장품은 어떤 성분으로 구성되어 있는지,
실제로 우리 피부에 기능하는 유효성분은 어떤 것인지, 천연성분과 화학성분은
어떤 차이가 있는지 등에 대해 알아보고자 한다.

Chapter 02

복잡한 화장품, 간단하게 이해하기

Special Skin Care

1
화장품은 어떤 성분으로 이루어져 있을까?

화장품의 기능과 작용을 제대로 아는 현명한 소비자가 되기 위해서는 화장품 성분에 대한 이해가 필수다. 하지만 대부분의 여성들은 화장품 회사의 과장된 광고와 개인적인 체험을 바탕으로 한 정보에만 노출되어 있을 뿐, 제대로 된 지식을 쌓기란 쉽지 않다. 이런 이유로 일부 소비자들은 시슬리의 화장품이 100% 식물성분으로만 이루어진 제품이라는 말을 철석같이 믿거나, 화장품에는 유해하고 독한 화학성분이 들어간다는 말을 듣고 유기농 화장품만을 고집하기도 한다.

   화장품은 피부라는 인체기관을 통과하여 피부 속의 세포와 대화하고, 피부 밖의 유해물질을 중화할 수 있도록 과학자들의 치밀한 연구와 계산에 의해 결합된 완성물이다. 따라서 화장품 안에는 피부에 직접적인 작용을 하는 유효성분 외에도 유효성분의 효과적인 침투를 도와주는 성분(각질제거성분/운반체), 피부 자극을 최소화해주는 성분(진정 성분), 화장품 한 통을 비우기까지 이들 성분이 안정적으로 유지되도록 해주는 성분(유화제), 여성들이 화장품을 사용함에 있어서 편안함을 느끼도록 해주는 성분(보습 성분), 발림성을 향상시켜주는 성분 등이 포함되어 있다. 그리고 이런 성분들이 함께 유기적으로 작용할 때 비로소 하나의 화장품이 완성된다고 할 수 있다.

그러면 이제부터 우리가 사용하는 화장품이 어떤 성분으로 이루어져 있는지 각 성분별로 내용을 확인해보자.

❶ **베이스(워터, 오일, 실리콘): 60~80%**

성분명 사이클로펜타실록산, 사이클로메치콘, 디메치콘

어떤 화장품이든 그 화장품의 '형태(제형)'를 갖추기 위해서는 베이스 성분이 필요하다. 가장 대표적인 베이스 성분은 당연히 물이다. 화장품 성분표에서 물(정제수)이 제일 먼저 위치한 화장품을 워터베이스 화장품이라 부르며 대부분의 화장품들이 여기에 해당한다.

오일을 주 베이스 성분으로 하는 대표적인 화장품은 모이스처라이징 밤으로, 오일이 피부 보습과 보호막 역할을 한다. 실리콘은 메이크업 프라이머나 헤어 세럼의 주성분으로 부드러운 코팅효과를 주는 특징을 가지고 있다. 또 수분 손실을 막는 방어막 역할과 유효성분을 피부 속으로 전달하는 기능도 가지고 있다. 무엇보다도 피부를 즉각적으로 매끈하고 결점 없는 피부로 표현하기 때문에 다양한 스킨케어 제품에서도 볼 수 있다.

❷ **계면활성제, 점도증정제, 유화제: 5~10%**

성분명 글리세릴스테아레이트, 세틸알코올, 스테아릴알코올, 미리스틱애씨드, 스테아릭애씨드, 잔탄검, 비즈왁스 화장품의 베이스가 물, 오일, 실리콘 등 한 가지로만 이루어지는 경우는 그리 많지 않다. 대부분 두 가지 이상의 베이스 성분이 유화제에 의해 결합되면서 젤, 세럼, 로션, 크림 등으로 제형이 다양하게 변화하게 된다. 점도증정제는 거의 지방산, 지방알코올 등으로 이루어져 있는데 수분의 함유량이 줄고 점도증정제의 함유량이 늘어날수록 화장품의 제형은 점점 되직해진다. 실제로 로션과 영양크림의 차이는 이 점도증정제의 함유량에 의한 것이라고 할 수 있다. 이는 스킨, 에센스, 크림의 성분은 다 거기서 거기라는 주장이 나온 배경이기도 하다.

 점증제가 성분표의 앞자리에 위치하고 그 종류가 다양할수록 보습력은 높아지지만 동시에 모공이 막힐 가능성도 높아진다.

주의 화장품 성분표에 있는 지방알코올은 우리가 흔히 알고 있는 자극적이고 건조함을 유발하는 알코올과는 다른 성분이다. 지방알코올은 점증과 보습 기능을 한다. 일반 알코올은 성분표에서는 변성알코올 SD Alcohol, Alcohol Denat 로 표시된다.

❸ 보습, 컨디셔닝 성분: 10~15%

성분명 글리세린, 프로필렌글라이콜, PEG/PPG(숫자), 우레아, 세라마이드

똑같이 찰랑이는 액상이라 할지라도 단순히 물을 뿌리는 것과 건성용 스킨로션을 바르는 것에는 촉촉함의 차이가 있다. 화장품 성분사전을 보면 '컨디셔닝 기능'이라고 나와 있는 것을 종종 보게 되는데, 헤어컨디셔너와 마찬가지로 클렌징 이후 천연 피지막이 손실된 거칠어진 피부에 수분을 공급하고 피부 보호막을 형성하여 매끄러움과 촉촉함을 더해주는 성분들이 이에 해당한다.

❹ **유효성분(비타민, 항산화, 미백, 안티링클 등): 0.05~20%**

성분명 니아신아마이드, 알부틴, 아스코르빅애씨드, 아데노신, 레티놀, 글라이콜릭애씨드, ~펩타이드

고가의 화장품을 구입할 때는 그 제품이 피부에 젊음을 되돌려주고 피부를 환하고 깨끗하게 해주는 성분들로 가득 차 있을 것이라고 기대하지만, 실제 그러한 역할을 해주는 성분은 생각보다 많이 함유되어 있지 않다. 클리니컬 스킨케어 전문브랜드를 제외하고 매스 마켓용 브랜드들이 내놓는 에센스라는 것들은 실제로는 위에서 언급한 화장품의 베이스와 컨디셔닝 성분들 위주로 구성된, 좀더 작고 고급스러운 병에 담은 로션에 불과한 경우가 대부분인 것이 불편한 진실이다.

❺ **기타(향료, 방부제, 색소, 산화방지제, pH 조절제): 0.3~0.5%**

성분명 ~파라벤, 디소듐이디티에이, 페녹시에탄올

성분 함유량이 적은 만큼 성분표에서 거의 제일 뒤쪽에 위치하며 피부에 영향을 미치는 미용적 기능보다는 제품의 안정성을 유지하는 기능을 한다. 요즘의 '천연, 유기농 화장품' 트렌드에서는 이들 성분이 함유되어 있는 제품은 마치 독성이 있어 피부의 노화를 더욱 촉진하고 유해한 것처럼 주장하기도 하지만 사실과는 다르다. 실제로 이 성분들은 화장품이 피부에 안전하게 작용하기 위한 필수 성분들이라 할 수 있다.

시트릭애씨드(구연산)나 토코페릴아세테이트(비타민E 유도체), 유칼립투스 오일(에센셜 오일) 등 방부 기능의 천연성분들이 화학방부제를 대체하는 경우도 많으나 이 경우는 화장품의 유통기간이 훨씬 짧아지며 일단 개봉한 후의 신선도를 유지하기에도 불안정한 경우가 많다. 이런 제품은 제품

개봉 후 냉장보관이 필요하다고 일반 화장품보다 훨씬 짧은 1~4개월의 사용기간을 가진다.

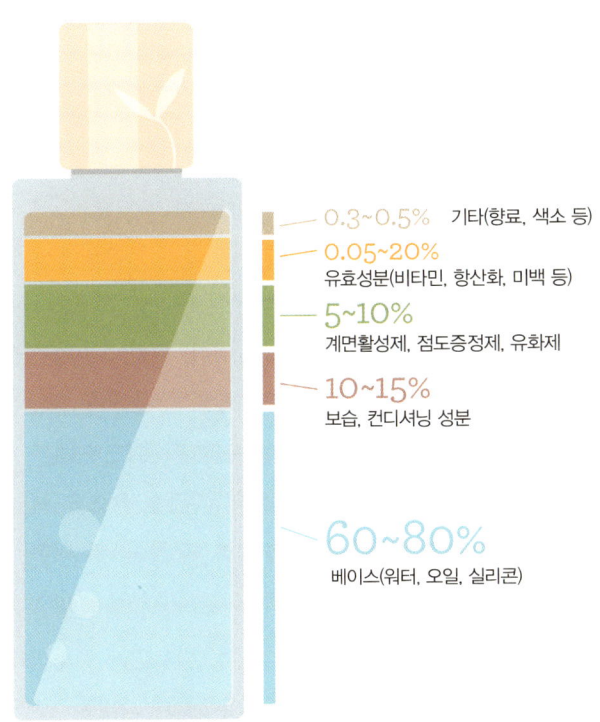

Special Skin Care

2
내 화장품 속에 들어 있는 독?

인터넷 포털사이트의 메인 페이지에 올라오는 기사들은 클릭 수를 늘리기 위해 자극적인 제목을 붙인다. 화장품에 관해서도 예외는 아니다. 그 대표적인 것이 얼마 전 모 포털사이트의 대문을 장식했던 '기생충 틴트'. 알레르기를 일으킬 수 있는 기생충을 립메이크업 제품에 사용한다는 내용이었다. 하지만 이 기생충의 정체는 연지벌레(카민)로 딸기우유의 핑크색을 내는 데도 사용되는 엄연한 식용색소이다. 이렇게 기생충 틴트 기사는 하루의 해프닝으로 끝났지만, 화장품 속에 유해한 성분이 들어 있다는 기사는 여전히 클릭 수를 높이는 방법으로 애용되고 있다.

실제로 인터넷에서 '화장품+범벅'이라는 단어로 검색을 해보면, 발암물질 범벅, 포름알데히드 범벅, 중금속 범벅 등 각종 자극적인 정보들이 쏟아진다. 이런 정보들을 접하다보면 지금 사용하는 화장품을 계속 써도 되는지 공포감마저 느끼게 된다. 하지만 화장품의 인체 위험성에 대한 대부분의 정보는 과학적 근거가 희박하거나 사실보다 과장된 것이 많다.

과연 소량 사용만으로도 위험할까?

화장품 유해성 논란에 대해서 소비자들이 가장 불안해하는 부분은 '아무리 소량이라 할지라도 인체 내에 들어가면 위험한 것이 아닌가' 하는 점일 것이다. 보툴리눔톡신이라는 성분을 예를 들어보면, 이 성분은 극미량으로도 사람을 사망에 이르게 하는 맹독성의 독물에 해당한다. 하지만 이 성분은 현재 가장 많이 사용되는 미용시술의 주요성분으로 쓰이고 있다. 바로 보톡스 시술로 바르는 것을 넘어 주사기로 직접 이 맹독을 근육에 주입하는 것이다. 정확한 용량과 정확한 사용을 전제로 FDA로부터 인체 안전성을 승인받았기 때문이다.

이처럼 인체의 안정성을 위해 사용 함량이 정해져 있고, 화장품 회사들은 이 규정 함량에도 훨씬 못 미치는 보수적인 배합을 통해 안전성을 유지하고 있다. 그 성분이 화장품으로서 0.01~10% 미만의 농도로 피부에 도포되었을 때 암과 각종 질병에 노출될 가능성이 있다는 것은, 마치 배스솔트의 소금 성분이 동맥경화와 심장병을 유발할 것이라며 공포를 느끼는 것과 크게 다르지 않다.

유해성 논란의 성분들, 진실과 거짓

① 포름알데히드

우리에게는 포르말린으로 더 잘 알려진 방부기능의 성분이다. 잊을 때마다 한번씩 '화장품 포름알데히드 범벅' 등의 자극적인 기사로 만나게 되는 성분이기도 하다. 대부분의 국가에서는 화장품 총 성분의 0.2%(2,000ppm)

이하로 사용하도록 규정하고 있지만 실질적으로는 직접적인 화장품 성분으로 사용되는 경우는 거의 없기 때문에 성분표에서는 발견하기 어려운 성분이다.

　한번씩 일어나는 화장품 유해성분 파동에서 검출되는 수준은 20~50ppm으로 규정치에 한참 모자란 것들이 대부분이다. 포름알데히드를 직접 배합했다기보다 다른 성분들에서 자연적으로 발생한 경우가 대부분이라 할 수 있으며, 성인의 경우 소량의 포름알데히드는 신체에 축적되지 않고 배출되기 때문에 단순히 화장품에서 발견되었다는 사실만으로는 이 성분을 위험요소로 보기 어렵다.

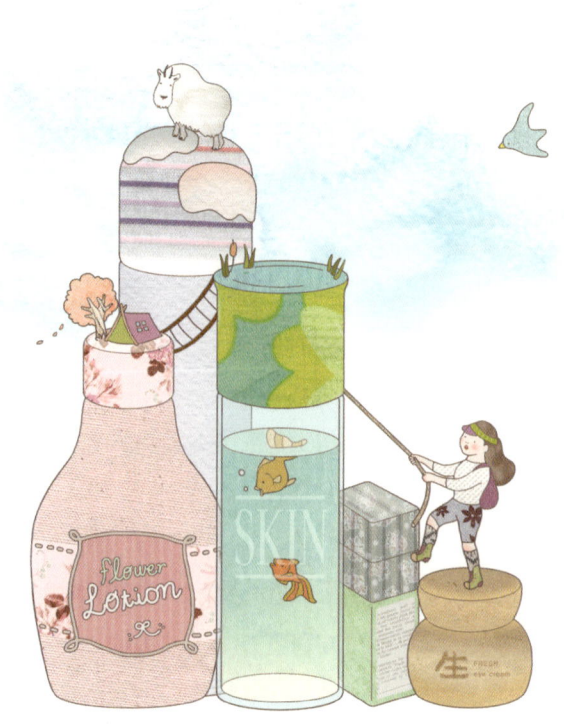

포름알데히드는 자연에서 발생하여 흙, 공기, 야채 등 어디에서도 쉽게 발견할 수 있는 성분이다. 1989년 세계보건기구WHO 자료에 따르면 자연상태에서 말린 표고버섯에서 발견되는 양이 100~300ppm, 냉동대구에서는 20ppm, 사과는 17.3ppm 등으로 알려져 있다. 성인의 경우 하루 평균 1.5~4mg의 포름알데히드를 섭취하는 것으로 알려져 있으며, 그렇기 때문에 지금까지 논란이 되었던 제품에 들어간 이 성분이 우리가 일상적으로 노출되어 있는 포름알데히드의 수치를 훨씬 넘어선다고 보는 데는 무리가 있다.

❷ **벤조페논-3(옥시벤존), 파라벤**

환경단체인 EWG의 유해성분 데이터베이스에 오르고, 각종 유기농 단체에 의해 발암성분으로 의심받고 있는 대표적인 성분이다. 이들 성분의 발암 가능성이 제기되면서 FDA를 비롯해 유럽, 캐나다 등의 관련 기관에서는 수년간 이에 대해 철저한 연구를 실시했고, 그 결과 인체에 사용했을 때 안전한 화장품 성분으로 결론을 내렸다. 미국 암협회 또한 "암 유발의 연관성을 찾을 수 없다"는 의견을 내놓고 있다.

- **장점** 옥시벤존은 그 자체로 UVA 차단 기능을 할 뿐만 아니라 현존하는 가장 효과적인 UVA 차단성분인 부틸 메톡시벤조일베탄(아보벤존)의 광안정성을 도와주는 역할을 한다. 투명하고 가벼운 사용감의 화학적 자외선 차단제를 선호하는 사람들과 중지성피부 타입을 가진 이들에게 적합하다.
- **단점** 화학적 자외선 차단제의 사용상 가장 큰 단점인 화끈거림, 가려움, 눈시림을 동반할 수 있으므로 민감한 피부는 주의가 필요하다.

❸ 탈크=석면?

2009년 시중에 판매 중이던 몇몇 화장품에 함유된 중국산 탈크에서 석면이 발견된 일이 있다. 당시 돌연 '탈크=석면=유해성분'으로 여겨지며 탈크를 함유하지 않은 미네랄 파운데이션의 판매량이 급등했다. 여성들은 사용 중인 화장품에 탈크가 들어간 것에 대해 경악했고, 몇 년이 지난 최근까지도 화장품 관련 온라인 카페에는 "왜 화장품 회사는 유해한 탈크를 계속 사용하는가?"라며 성토하는 글이 올라오는 등 그 여파가 계속되고 있다.

그러나 사실 탈크는 리퀴드 파운데이션에서부터 아이섀도, 파우더에 이르기까지 거의 모든 메이크업의 기본이 되는 성분으로 수십 년간 사용되어 왔다. 그뿐 아니라 알약의 코팅에도 사용되는 성분이기도 하다. 문제가 되었던 석면이 발견된 오염된 탈크를 사용한 제품은 시중에 유통되는 전체 메이크업 제품 중에서 극소수였으며, 기본적으로 화장품 회사들은 잘 정제된 상태의 코스메틱-메디컬 등급의 탈크를 사용하므로 탈크가 함유되었다는 이유만으로 공포감을 가질 필요는 없다.

장점 가장 부드러운 광석인 활석의 파우더 형태이므로 투명감이 높고 피지 흡착력이 뛰어나다. 중지성피부의 번들거림 및 피지를 조절하기에 적합하다.

단점 피지와 함께 수분도 흡수하기 때문에 중건성 및 노화 피부가 탈크 함량이 높은 파우더를 사용하면 건조함을 느낄 수 있다.

❹ 설페이트: SLS와 SLES

최근 샴푸 및 각종 클렌저의 트렌드 중 하나는 설페이트-프리 제품이다. 설페이트 성분의 계면활성제가 발암물질이라는 인터넷 루머가 확산된 이후의 일이다. 하지만 이 역시 정확한 근거가 없는 것이며, 실제로는 설페이트의 사용과 발암의 연관성을 찾을 수 없다. 더 중요한 것은 클렌저 성분에서 '~설페이트'란 이름이 붙은 제품이 모두 동일하지 않다는 것이다. 가장 큰 논란의 중심에 있는 것은 소듐라우릴설페이트SLS이며 유사한 명칭인 소듐라우레스설페이트SLES는 상대적으로 부드러운 계면활성제에 해당한다.

장점 소량의 사용으로도 풍부한 거품을 내며 메이크업, 피지 등 유분의 더러움을 제거하는 세정력이 우수하다. 10~20대 초중반의 중지성피부에 적합하다.

단점 피부에는 지나친 탈지력으로 건조감, 화끈거림 등을 유발할 가능성이 있으므로 중건성, 노화 피부, 예민한 피부에는 적합하지 않다.

❺ 스테로이드

얼마 전 홈쇼핑의 히트상품이었던 마리오 바데스쿠의 힐링크림 안에 스테로이드 성분이 검출되면서 큰 이슈가 되었다. 이 사건의 가장 큰 문제라면 일단 한국에선 화장품에 사용하는 것이 금지된 성분인 스테로이드가 검출었다는 것이겠으나, 이것으로 스테로이드 자체를 유해성분이라고 분류하는 것은 무리가 있다.

보통 화장품을 사용하고 피부가 확연하게 좋아진다면 성분을 한번쯤은 의심해볼 필요가 있다. 바르고 얼마 지나지 않아 기미가 싹 사라졌다는, 아는 사람만 몰래 쉬쉬하면서 사용한다는 진주크림 속에 수은과 같은 중금속이 기준치의 1만 배 이상 들어가 있는 경우와 별반 다르지 않기 때문이다.

장점 하이드로코티손 등으로 대표되는 스테로이드 성분은 미국에서는 필링 후 사용하는 수딩밤 등 일부 제품에 유효성분으로서 0.5% 전후로 사용이 가능하다. 물론 정확한 함량 표시와 사용설명서는 필수다. 피부과 시술 직후 또는 홈필링을 했을 때 하루 이틀간은 피부가 가려울 수 있는데, 이때 적절히 사용해준다면 오히려 잠결에 피부를 긁어서 생길 수 있는 이차적인 감염을 막을 수 있다.

단점 장기간 사용하였을 때 피부가 얇아지거나, 모세혈관이 확장되는 등의 부작용이 나타날 수 있으므로 7일 이상의 연속적인 사용은 금한다.

······················· *Ask Winnie*

실리콘 성분은 피부에 좋지 않은가요?

Q. 요즘 화장품들을 보면 6-프리 혹은 7-프리라고 하면서 피부 유해성분이 포함되지 않았다는 것을 강조하는 제품들이 많은데 그중에 실리콘이 눈에 띄네요. 그런데 제가 사용하는 화장품들의 성분표를 보니 실리콘이 꽤 많이 들어있더라고요. 실리콘은 정말 피부에 좋지 않은 성분인가요?

A. 실리콘은 피부에 트러블을 일으킬 가능성이 적은 성분으로 분류되고 있어요.

지난 10여 년간 화장품 성분의 변화에서 가장 눈에 띄는 점은 실리콘의 도약(?)이라고 할 수 있어요. 실리콘의 첫 번째 기능은 오일을 대신해서 제품의 발림성을 좋게 해주는 거예요. 10년 전만 하더라도 촉촉함은 곧 번들거림이나 끈적거림으로 이어졌죠. 지성피부인 사람들은 그 눅눅한 오일감으로 인해 크림을 사용하기 꺼렸고요.

하지만 지금은 피부 타입에 상관없이 모두들 수분크림을 쓰고 있어요.

요즘 판매되는 대부분의 수분크림들은 거의 다 실리콘을 사용한다고 봐도 과언이 아니에요. 실리콘을 사용하면서 제품의 발림성이 좋아졌고 크림의 끈적임은 없어졌어요. 또한 피지를 흡착해 피부가 보송보송하도록 해주고 모공을 막지 않기 때문에 중지성 피부인 사람들은 화장품을 구입할 때 더 폭넓은 선택권을 가지게 됐죠.

실리콘은 메이크업에서도 큰 활약을 해요. 10년 전만 하더라도 파운데이션을 사용한 후 퍼프를 이용해 파우더를 발라주는 건 필수였어요. 파운데이션을 바르고 나면 얼굴이 유분으로 번들거렸으니까요. 하지만 실리콘이 파운데이션에 사용되면서 이제는 아예 파우더를 생략하거나 콧등에만 살짝 브리시로 터치해주는 정도로 자연스러운 윤기를 낼 수 있게 되었죠.

실리콘 성분은 중지성용 화장품뿐 아니라 노화피부용 제품에도 사용됩니다. 피부에 인공막을 형성해주는 기능으로 피부결을 즉각적으로 매끄럽게 만들어주기 때문에 주름필러와 같은 안티에이징 에센스, 모공이나 잔주름 커버기능의 프라이머, 리프팅 파운데이션 등에도 사용되고요. 하지만 실리콘 자체가 피부에 장기적인 미용 효과를 주진 않아요. 그러므로 고가의 안티에이징 에센스를 구입해 쓰고 다음 날 피부가 매끄러워졌다고 해서 "역시 비싼 에센스가 값을 한다"며 환호할 필요는 없어요. 그 효과는 에센스가 씻겨나가는 저녁쯤에는 사라지니까요. 다만 유효성분들이 피부 속에 전달되도록 도와주는 기능을 수행하기 때문에 보조적인 역할은 할 수 있겠죠.

실리콘 성분은 성분표에서 대게 치콘, 사이클로메치콘과 같이 '~치콘'이라는 이름으로 끝납니다. 성분 자체의 가격은 저렴하므로 혹시라도 즉각적인 안티링클을 내세우는 고가의 에센스에 실리콘 성분들이 앞자리를 차지한다면 지갑을 열기 전에 다시 한번 생각해보세요.

Special Skin Care

3

천연? 합성?
화장품 회사의 교묘한 말장난

화장품 전성분 표시제가 시행된 지 5년이 지났는데도 아직까지 화장품 겉면의 성분표를 꼼꼼히 확인한 후 구입하는 여성들은 그리 많지 않다. 그것은 대부분의 화장품 성분명이 낯선 화학성분명으로 되어 있기 때문이다. 게다가 이를 이용해 '시중에 판매되고 있는 화장품은 순 화학물 덩어리'라고 주장하며 천연 화장품 콘셉트를 내세운 화장품 회사들이 등장하면서 소비자들을 더욱 혼란스럽게 하고 있다. 물론 이런 주장 역시 화장품 성분에 익숙하지 않은 소비자들을 교묘하게 이용한 화장품 회사의 마케팅에 불과하다.

얼마 전에 나는 TV 오락프로그램을 보다 다소 황당한 장면을 보게 됐다. 프로그램에 출연한 한 성우가 샴푸의 뒷면을 보여주면서 "여러분들이 매일 쓰는 샴푸에 이렇게 많은 화학성분들이 들어있습니다"라고 목소리를 높이자, 패널들과 방청객들이 놀라서 비명을 지르는 것이었다. 하지만 이 역시 자극적인 분위기를 부추기기 위해 방송이 조장하는 장면 중 하나일 뿐이다.

화장품은 피부에 안전하지 않은 화학물질 덩어리?

만약 아래의 성분으로 구성된 화장품을 받았다고 하자. 당신은 이것을 기꺼운 마음으로 사용할 수 있을까?

> CAPRYLIC ACID, CAPRIC ACID, LAURIC ACID, MYRISTIC ACID, PALMITIC ACID, STEARIC ACID, OLEIC ACID, LINOLEIC ACID, ARACHIDIC ACID, BEHENIC ACID, ERUCIC ACID, NERVONIC ACID, 5-DECANOL, 1-DOCOSANOL, 1,19-EICOSANEDIOL, 1,22-DOCOSANEDIOL, 1-HEXADECANOL, 9-OCTADECEN-1-OL, HEPTANE, OCTANE, NONANE, DECANE, 1,5-HEPTADIEN-4-ONE,3,3,6-TRIMETHYL, UNDECANE, DODECANE, BUTANE1,1-DIBUTOXY, TETRADECENE, TETRADECANE, PENTADECANE, OCTADECANE, 1-OCTADECENE, DOCOSANE, HEXADECANE, HEXATRIACONTANE, 1-EICOSENE, 9-OCTADECENAL, 14,17-OCTADECADIENOIC ACID, 1,21-DOCOSADIENE, 14-TRICOSENYL FORMATE, STIGMASTEROL

끝도 없이 나열된 화학성분명을 보고 화학성분 투성이라는 생각에 당장 쓰레기통에 버리고 싶어질지도 모른다. 하지만 사실 이것은 호호바 오일을 구성하는 성분들이다. 이렇게 식물성 오일이나 녹차와 같은 천연성분도 적게는 수십 가지, 많게는 수백 가지의 화학성분들로 이루어져 있다.

가끔 블로거들이 화장품 성분 분석이라며 해놓은 포스팅을 보면, '~추출물, ~오일'이라고 적힌 성분들만 천연성분으로 구분하고 나머지 어려운 화학명을 가진 성분들은 모두 화학성분으로 몰아버리는 것을 볼 수 있다. 그러나 이는 화장품 성분에 대해 정확히 잘 모르기 때문에 생기는 오류다. 동일한 화장품 성분일지라도 성분명만으로는 그것을 천연에서 추출한 것인지, 인공적으로 합성한 것인지 구별할 수 없다. 만약 구별이 가능하다고 해도 합성된 성분이 천연성분과 비교해 피부에 유해하다는 근거는 어디에서도 찾을 수 없다. 게다가 천연에서 추출한 성분이라도 화장품으로 상품화되어 짧게는 2~3개월, 길게는 1년 가까이 부패의 위험 없이 안전하게 사용하기 위해서는 화학적인 공정을 피할 수 없다. 집에서 갈아 만든 녹즙을 실온에서 얼마나 신선하게 유지할 수 있는지 상상해본다면 쉽게 이해할 수 있을 것이다.

결국 인공적으로 합성된 성분을 사용하였다는 이유만으로 그 제품을 피부에 유해한 화학물 덩어리라고 결론 짓는 것은 화장품 회사의 또 다른 마케팅 방법에 불과하다는 것을 알아야 한다.

계면활성제에 대한 오해와 진실

화장품 성분 중 가장 많은 오해를 받고 있는 것 중 하나가 바로 계면활성제일 것이다. 피부에 나름 신경 쓴다는 여성들은 계면활성제가 들어 있지 않은 화장품을 구입하려고 애쓰고, 화장품 회사는 여기에 맞춰 계면활성제-프리를 적극 홍보하고 있다. 하지만 스킨케어 제품은 물론 헤어케어, 보디케어를 통틀어 계면활성제를 사용하지 않은 제품은 5%도 채 되지 않을 정도로 적다. 화장품은 한마디로 '물+오일+계면활성제'의 조합이라고 해도 과언이 아니다. 기본적인 과학 상식이지만 다시 한번 짚어보면, 물과 오일은 결코 결합되지 않는다. 계면활성제는 이 둘을 결합시키기 위해 꼭 필요한 성분이다.

계면활성제의 클렌징 원리

계면활성제는 오른쪽과 같은 형태를 가지고 있다. 포밍클렌저나 샴푸의 계면활성분자의 머리 부분은 물을 좋아하는 성질을 가지고 있으며, 꼬리 부분은 오일을 좋아하는 성질을 가지고 있다. 클렌저가 피부와 모발에 닿으면 계면활성제의 꼬리 부분이 유성의 화장품, 피지, 미세먼지 등에 붙어 그 부분을 감싸게 된다. 이후 물로 헹굴 때 계면활성제의 머리 부분이 물과 접촉해 녹아들어가면서 피부와 모발에서 오염 물질이 분리되어 떨어져나가게 된다.

계면활성제의 기능 세 가지

1. 세정

식기세척제에서부터 샴푸, 포밍클렌저에 이르기까지 모든 종류의 거품 세안제의 주성분은 계면활성제다. 계면활성제의 위험성이 알려지면서 계면활성제가 없다는 것을 내세운 제품들도 나오는데, 이는 단지 합성 계면활성제를 사용하지 않았다는 의미다. 그런 제품에는 레시틴이나 식물성 오일에서 추출한 천연 계면활성제를 사용한다. 그러나 아무리 원재료가 천연이라 할지라도 화학적인 처리 과정을 거치기 때문에 100% 완벽하게 천연성분이라는 의미는 아니다. 대부분의 합성 계면활성제도 그 원성분을 알고 보면 코코넛, 팜유 등 천연성분이다. 설페이트-프리를 내세운 제품들 역시 대표적인 합성 계면활성제인 소듐라우릴설페이트, 소듐라우레스설

계면활성제의 클렌징 원리

포밍클렌저, 샴푸의 계면활성분자

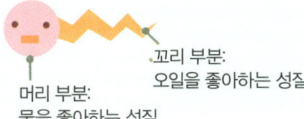

머리 부분:
물을 좋아하는 성질

꼬리 부분:
오일을 좋아하는 성질

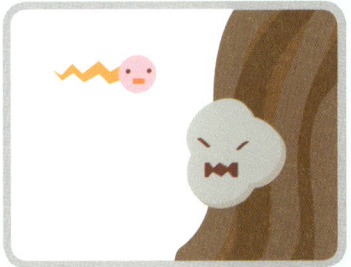

1
포밍클렌저, 샴푸의 계면활성분자가
오염 부분에 접근한다.

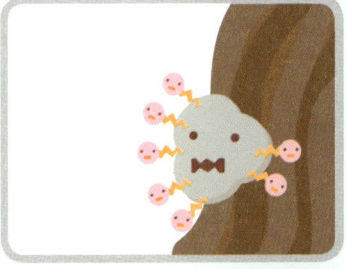

2
오일을 좋아하는 계면활성분자의 꼬리가
피부와 모발의 오염 부분을 감싼다.

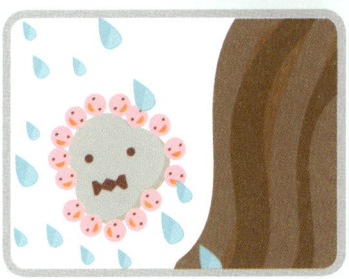

3
물에 의해 오염 부분이 씻겨나가
깨끗한 피부(모발)가 된다

페이트를 사용하지 않았다는 것일 뿐 모든 합성 계면활성제를 사용하지 않았다는 의미는 결코 아니다.

2. 유화

계면활성제는 물과 오일을 결합시켜 에멀전 형태로 만든다. 로션을 다른 이름으로 에멀전이라고도 표현하는데, 실제로는 로션이나 크림 같은 희고 불투명한 화장품은 모두 에멀전 형태의 화장품이라고 할 수 있다. 물론 모이스처라이저 외에 클렌징 로션, 클렌징 크림도 모두 이에 해당한다.

3. 가용화

토너, 클렌징워터, 혹은 수용성 에센스에도 소량의 오일은 들어갈 수 있다. 하지만 에멀전 제형이 아닌 투명한 워터 상태를 유지하면서 비타민E나 올리브 오일과 같은 오일 성분을 넣는 방법을 바로 가용화라고 한다.

Special Skin Care

4
화장품 성분표만 잘 읽어도 내게 맞는 화장품이 보인다

화장품을 구입할 때 성분을 확인하는 것이 중요한 이유는 무엇일까? 여러 가지 이유가 있겠지만 무엇보다도 화장품 회사의 과장 광고로부터 내 지갑을 보호할 수 있다는 점을 꼽을 수 있다. 예를 들어 고가 화장품 브랜드로 유명한 시슬리에서는 자사 제품에 한국산 인삼을 까다롭게 선별해서 사용한다고 광고한다. 그리고 이 광고를 읽은 소비자들은 피부가 좋아질 거라는 기대를 품고 20만 원에 달하는 로션에 아낌없이 돈을 지불한다. 하지만 실제로 시슬리 화장품의 성분표를 확인해보면 인삼 성분이 성분표의 제일 끝자락에 적혀 있다는 것을 알 수 있다. 즉, 0.3%를 채 넘지 않는 적은 양이 들어가 있는 것이다. 따라서 현명한 소비자라면 이 로션의 효과에 한국 인삼은 아무 역할도 하지 못한다는 것을 금방 알아챌 수 있다.

성분표를 읽을 줄 알면 자신의 피부에 적합한 제품은 물론 자신의 피부를 위해 피해야 할 제품도 골라서 구입할 수 있다. 성분표에서 다섯 번째 안에 들어가는 성분은 내 피부에 가장 큰 영향을 미친다. 피부를 촉촉하게 하기 위해서 구입한 수분크림이 가렵다거나 따갑다면 바로 성분표를 확인해보자. 많은 수분크림이 피부에 물이 닿는 것 같은 청량감과 산뜻함을 주기 위해서 알코올을 주성분으로 사용한다. 만약 피부가 건조하고 예민한 사람이라면 알코올 성분을 피하는 것이 좋다. 즉, 성분표에서 다섯 번째 안에 알코올이 들어간 제품을 피하는 것만으로도 피부의 트러블을 어느 정도 예방할 수 있다.

화장품 성분표 쉽게 읽기

어느 나라에서 제조된 화장품이든 화장품 성분 리스트를 나열하는 데는 기본적인 공통 규칙이 있다.

함유량이 많은 순서로 나열된다

모든 화장품 성분은 함유량이 많은 순으로 나열한다. 대부분의 화장품 성분표가 정제수로 시작하는 것도 바로 이 때문이다. 당연히 성분표의 끝부분에는 아주 소량만 사용하는 성분들이 나오는데, 1% 미만의 성분들은 그 함량에 상관없이 나열할 수 있다. 만약 특정 성분의 함유를 강조한 광고에 솔깃하여 구입한 제품이 있다면 지금이라도 그 성분이 성분표의 어디쯤에 위치하는지를 찾아보도록 하자. 향료, 방부제(파라벤, 구연산) 등의 전후에 위치한다면 그 성분은 0.04% 전후로 함유된, 단지 마케팅을 위한 성분일 뿐 미용 효과는 무시해도 되는 수준이라고 보면 된다.

유효성분과 일반성분, 어떻게 다를까?

인터넷 등을 통해 해외에서 미국산 화장품을 구매한 경우 성분 리스트가 유효성분Active Ingredients과 일반성분Inactive Ingredients 또는 Other ingredients으로 나뉘어져 있는 것을 볼 수 있다. 미국 FDA는 화장품이지만 처방전 없이 구입할 수 있는 약물로 분류하는 성분을 사용했을 때 해당 성분들을 별도로 유효성분으로 표기하도록 규정하고 있다. 약물이란 단어에 겁먹을 필요는 없다. 우리나라 식약처의 '기능성 화장품 인증성분'처럼 FDA에서 화장품에서의 미용 효과로 기능을 인정하는 성분을 뜻하는 것일 뿐이다. 여드름 치료 성분, 라이트닝(화이트닝, 색소침착 개선 성분), 자외선 차단 성분이 여기에 해당한다. 이 성분들은 화장품에 사용할 수 있는 양이 엄격히 규제되기 때문에 함량도 함께 표시된다. 나머지 성분들은 함량 순에 따라 'Inactive Ingredients' 또는 'Other ingredients'로 표시된다.

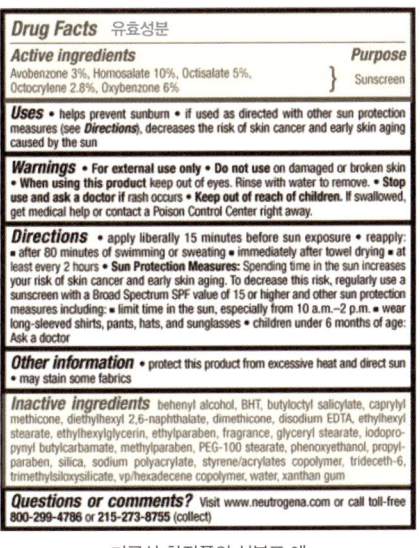

미국산 화장품의 성분표 예

그 밖의 기호들

성분표의 끝에 표시되는 'CI 숫자'는 색소를 의미한다. 몇몇 색소들은 국내에서 배합을 금지하는 것들도 있다. 내가 구매한 제품의 성분이 국내 배합 금지 색소에 해당하는지는 대한화장품협회 화장품 성분사전에서 확인할 수 있다.

대한화장품협회 화장품 성분사전 (https://www.kcia.or.kr/cid/main.asp)

대한화장품협회 홈페이지의 화장품 성분사전에서 내가 가진 화장품의 성분을 확인할 수 있다. 화장품 상자에 적힌 성분명을 하나씩 검색하는 것이 그리 쉬운 일은 아니지만 성분에 대한 궁금증을 해소하는 가장 확실한 방법이다. 반가운 사실은 에뛰드, 미샤 등 최근엔 많은 화장품 브랜드들이 자사 홈페이지에서 제품의 전성분을 표시하고 있다. 제품을 구입하기 전에 성분표의 처음 5~8개에 해당하는 성분들을 하나씩 화장품 성분사전에서 검색해보면 해당 성분의 기본적인 기능을 확인할 수 있다. 그러나 그 제품의 안전성인 유효성에 대한 깊이 있는 정보는 알기 어렵다. 그러므로 성분에 대한 자세한 내용을 알고 싶다면 아래의 사이트를 이용해 알아보는 것이 좋다.

en.wikipedia.org, http://cosmeticsinfo.org,
http://www.paulaschoice.com/cosmetic-ingredient-dictionary

코엔자임 Q10을 성분표에서 찾을 수 없는 이유

광고에서 코엔자임 Q10이 들어 있다는 것을 보고 화장품을 샀는데 정작 성분표에서 코엔자임 Q10을 찾을 수 없는 경우가 있다. 이유는 코엔자임

Q10이 성분표에는 '유비퀴논'이라는 다른 이름으로 적혀 있기 때문이다.

이처럼 성분표를 읽는 것이 어려운 이유 중 하나는 바로 우리가 흔히 부르는 일반 명칭과 성분표에서 사용하는 성분명이 다르기 때문이다. 한국과 미국 화장품의 성분표에는 국제 화장품 성분명명법ICNI : International Nomenclature of Cosmetics Ingredients에 의거한 성분명을 사용하는데, 우리가 흔히 부르는 화장품 성분명과 다른 경우가 대부분이다.

예를 들어 식물성 성분의 경우 예전엔 라틴어 학명을 사용했기 때문에 일반인들은 알아볼 수 없는 것들이 더 많았다. 호호바 오일의 경우 'Simmondsia Chinensis Seed Oil'로, 시어버터의 경우 'Butyrospermum Parkii Butter'로 적는 식이었다. 그러나 최근에는 누구나 쉽게 이해할 수 있도록 괄호 안에 일반 명칭을 적어주는 방식으로 바뀌는 추세다.

그 외에도 화장품 회사에서 지은 트레이드 네임과 ICNI상의 이름이 다른 경우도 있다. 랑콤, 슈에무라, 키엘 등 로레알 계열 브랜드에서는 자외선 차단 성분으로 멕소릴 SX, 멕소릴 XL을 사용한다고 하지만, 성분표에서는 멕소릴 SX는 테레프탈릴리덴디캠퍼설포닉애씨드, 멕소릴 XL은

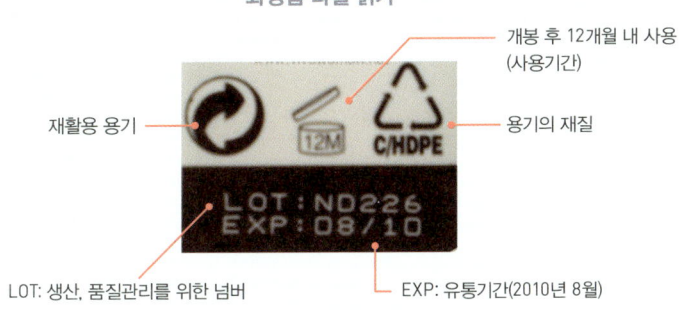

화장품 라벨 읽기

- 재활용 용기
- 개봉 후 12개월 내 사용 (사용기간)
- 용기의 재질
- LOT: 생산, 품질관리를 위한 넘버
- EXP: 유통기간(2010년 8월)

드로메트리졸트로실록산으로 표시된다. SK-Ⅱ의 피테라 역시 성분표에서는 갈락토미세스로 표시된다.

·· *Ask Winnie*

키엘 수분크림이 생각보다 촉촉하지 않아요.

Q. 피부가 많이 건조해서 보습력이 좋다는 키엘 수분크림을 구입했는데 생각보다 별로 촉촉한 느낌이 안 드네요. 다른 사람들은 다 좋다고 하는데 왜 제 피부엔 안 맞을까요?

A. 키엘 수분크림은 중건성피부에 가장 적합한 크림이에요.

키엘 수분크림은 지난 2~3년 사이 인터넷을 통해 입소문을 타고 엄청난 인기를 끌었죠. 이 제품의 열풍이 조금씩 식을 무렵엔 초기의 찬양 일색이던 후기와는 달리 부정적인 의견들도 심심치 않게 보이기 시작했어요. "좋다고 해서 샀는데 그리 촉촉한지 모르겠다"는 의견도 많았고, "산뜻할 줄 알았는데 생각보다 번들거리고 여드름도 났어요!"라는 지성피부 사용자들의 후기도 종종 눈에 띄었죠. 아무리 잘 만든 크림이라고 해도 건성과 지성피부 모두에게 만족스러운 결과를 낼 수는 없어요. 키엘 수분크림 성분표의 첫째 줄부터 둘째 줄까지만 읽어봐도 답은 쉽게 나오죠.

첫째, '글리세린-실리콘-스쿠알란'의 조합은 모든 건성피부를 만족시

키엘 수분크림 성분표

정제수, 글리세린, 사이클로헥사실록산, 스쿠알란, 비스-피이지-18메칠에텔디메칠실란, 슈크로오스스테아레이트, 스테아릴알코올, 우레아, 미리스틸미리스테이트, 피이지-8스테아레이트, 펜타에리스리틸테트라에칠헥사노에이트, 행인오일, 페녹시에탄올, 아보카도오일, 올리브오일, 쌀겨오일, 세틸알코올, 글리세릴스테아레이트, 모근추출물, 스테아릭애씨드, 메칠파라벤, 클로페네신, 디소듐이디티에이, 프로필파라벤, 아크릴레이트/C10-30알킬아크릴레이트크로스폴리머, 카보머, 스위트아몬드오일, 트리에탄올아민, 잔탄검, 소듐하이드록사이드, 슈도알테로모나스발효추출물, 피이지-8 콩오일, 토코페롤, 미리스틸알코올, 콜라겐, 하이드록시팔미토일스핑가닌 키토산, 소듐콘드로이틴설페이트

킬 만큼 보습력을 갖추었다고 보기 힘들어요. 글리세린과 스쿠알란은 우수한 보습성분임에는 틀림없으나 그 중간에 낀 사이클로헥사실록산은 오일을 대신해 화장품에 발림성과 매끄러움을 향상시켜주는 실리콘 성분이에요. 산뜻한 사용감 대신 보습력은 오일보다 부족하죠. 고보습의 크림을 원한다면 성분표 1~3번째에 실리콘이 들어간 제품은 피하세요. 키엘은 '광물성 오일이 아닌 아보카도와 올리브 오일을 사용한 식물성 오일 베이스'라고 홍보를 했어요. 그러나 광물성 오일(미네랄 오일)은 아보카도와 올리브 오일보다 훨씬 더 우수한 보습효과를 가지고 있어요. 결정적으로 이 성분표에서 아보카도와 올리브 오일은 방부제인 페녹시에탄올(화장품에서 1% 미만으로 사용)과 역시 방부제인 파라벤(화장품에서 0.04% 내외로 사용) 사이에 위치해 그 함유량은 1% 미만이라는 것을 알 수 있어요. 결국 일반 소비자들은 위의 홍보문구를 통해 키엘 수분크림을 '식물성 원료를 사용한 고보습크림'으로 받아들이겠지만 화장품 전문가에게는 건조가 심한 피부에 사용하기엔 보습력이 좀 약한, 중건성피부에 가장 적합한 크림으로 결론지을 수 있는 제품이죠.

모든 화장품 성분을 다 외울 필요는 전혀 없어요. 제가 여성들에게 제

안하는 화장품 성분표 읽기도 딱 이 정도의 지식이에요.

1. 화장품을 구입할 때 내 피부에 적절한 성분, 내 피부가 피해야 할 성분이 무엇인지 알기
2. 그 성분이 성분표에서 어느 위치에 있는지 확인하기
3. 화장품 광고에서 홍보하는 성분이 과연 해당 제품에 얼마나 들어 있는지 확인하기

만약 키엘의 수분크림이 내 피부에 잘 맞았다면 다음번 크림을 구입할 때 화장품 성분표에서 글리세린과 스쿠알란(이 둘은 중저가브랜드에서도 쉽게 찾을 수 있는 흔한 성분이죠)이 들어간 것을 고르면 돼요. 그러나 이 제품이 피부에 잘 맞지 않았다면 실리콘이 들어간 수분크림은 나에게 맞지 않는다는 식으로 내게 맞는 화장품 데이터를 쌓으면 되죠. 그럼 다른 브랜드 제품을 고를 때도 실패 확률을 낮출 수 있어요.

요즘 출시되는 대부분의 에센스, 수분크림은 실리콘을 주성분으로 사용하고 있어요. 이런 경우엔 유기농 화장품도 적절한 선택이 될 수 있어요. 물론 실리콘이 사용되지 않는 만큼 실리콘의 최대 장점인 유분감 없이 퍼짐성이 좋고, 끈적거림 없이 보들거리는 사용감은 어느 정도 포기해야 한다는 것도 잊지 마세요.

*

화장품 전문가이다 보니 평소에 어떤 제품을 사용하는지,
몇 단계에 걸쳐서 스킨케어를 하는지 자주 질문을 받곤 한다. 그럴 때마다 나는
토너는 생략한다고 답하는데, 그러면 모두 나의 대답에 깜짝 놀라며
'토너는 필수'가 아니냐며 되묻곤 한다. 하지만 처음부터 다시 생각해보자.
과연 토너가 꼭 필요한 것일까? 혹시 화장품 회사에서 시키는 대로 혹은 주위에서
피부에 좋다고 추천하는 제품들을 무조건 얼굴에 바르고 있지는 않은가?
이번 장에서는 스킨케어 단계에서 꼭 언급되는 토너와 에센스, 크림 등에 대해
다시 생각해보고자 한다.

Chapter 03
지금부터 알아야 할 스킨케어에 대한 진실 혹은 거짓

Special Skin Care

1

토너의 힘을 믿으세요?

대부분의 한국여성들은 토너를 스킨케어의 필수 아이템으로 생각한다. 그래서 로션이나 에센스를 생략하더라도 토너는 결코 생략하는 법이 없다. 여기에는 토너를 사용하지 않으면 그 다음 단계에 쓰는 화장품의 효과가 떨어질 거라는 막연한 불안감도 한 몫을 한다. 예를 들어 우리나라의 중저가 화장품 브랜드인 스킨푸드의 스킨케어 제품 165개 중에는 토너가 무려 25개이고 미스트까지 합친다면 33개의 제품이 있다. 에멀전 26개, 크림 28개, 에센스 34개와 거의 비슷한 수준이다.

  그렇다면 외국의 경우는 어떨까? 미국 브랜드인 바비브라운은 아예 클렌저와 토너를 하나의 카테고리로 묶고 있다. 토너는 단 2종뿐이며 그 중 하나는 최근에 새로 나온 제품이다. 프랑스 브랜드도 비슷하다. 클라란스는 클렌저와 토너를 한 카테고리로 두고, 토너는 건성용, 지성용, 악건성용으로 세 가지만 출시하고 있다. 한국에서는 스킨케어의 필수 아이템이자 첫번째 단계로 여겨지는 토너가 왜 외국에서는 이렇게 홀대받고 있는 것일까?

토너는 클렌저의 보조제

토너는 기본적으로 클렌저의 보조제로 만들어졌다. 물 속에 석회질이 많은 유럽에서는 비누 세안보다는 클렌징크림을 주로 이용했고, 이때 클렌징크림이 남긴 유분기를 닦아낼 마무리 제품으로 만든 것이 토너다. 그런데 요즘엔 유럽에서도 점차적으로 포밍클렌저를 많이 사용하는 추세여서 토너의 입지는 더욱 좁아지고 있다.

한국과 마찬가지로 주로 물 세안을 하는 미국의 경우에는 피부 타입에 맞춰 알코올이 없는 제품 하나, 알코올이 들어간 제품 하나 정도만 나온다. 그리고 뷰티 칼럼에서는 건성피부라면 토너를 사용하지 말라고 조언하는 경우를 자주 볼 수 있다. 토너는 지성피부가 세안 후 남은 피지와 각질을 좀더 제거하기 위해 사용하는 제품 정도로 생각하기 때문이다.

반면 한국과 일본 등에서는 토너가 세안, 특히 이중세안 후의 피부 땅김을 해소해주는 촉촉한 보습의 첫 단계인 모이스처라이저의 개념으로 인식되고 있다. 다소 찐득하기도 한 에센스스킨은 물론, 오일과 이층형향을 가진 토너들이 바로 대표적인 모이스처라이징토너다. 크리니크에서는 이런 한국 시장의 특성에 맞춰 (크리니크에서도 토너는 각질제거제 카테고리에 분류된다) 모이스처라이징로션이란 알코올이 없는 토너를 아시아마켓용으로 출시하기도 했다.

토너는 필수가 아닌 옵션이다

토너가 꼭 필요하다고 주장하는 화장품 회사나 잡지 기사를 보면 다음과 같은 이유를 내세운다.

"토너가 피부의 pH 발란스를 맞춰준다."

이런 주장은 사실과 다르다. 피부는 스스로 pH를 맞춘다. 세안 10분 후면 정상 pH로 되돌아와 있다. 또 이런 주장을 하기도 한다.

"모공을 수축시키는 기능이 있다."

토너 속에 들어 있는 알코올로 잠시 피부가 경직된 것일 뿐 10분 후에는 본래 모공으로 되돌아온다.

사실 토너를 사용함으로써 얻을 수 있는 가장 큰 장점이라면, 안에 들어 있는 각질제거 성분과 알코올이 피부의 묵은 각질을 제거하고 화장품의 유효성분이 피부 속으로 잘 침투할 수 있도록 도와주는 정도라고 할 수 있다. 따라서 클렌징의 단계에서 각질과 피지제거를 확실히 한다면 토너는 얼마든지 생략이 가능하다.

그러므로 지금까지 별 고민없이 토너를 사용해왔다면 이제부터라도 자신의 피부에 토너가 꼭 필요한지 파악하는 것이 좋다.

토너의 종류와 목적에 따른 사용 방법

명칭	소프너(softener)	미네랄워터 스프레이, 플라워워터	아스트린젠트
카테고리	하이드레이터	수더(soother) 하이드레이터	클렌저 각질제거제
주요 성분	글리세린 프로필렌글라이콜 하이드로제네이티드 캐스터오일	해양수/온천수/장미수 알란토인/판테놀, 알로에베라	SD알코올 살리실릭애씨드(BHA) 글리콜릭애씨드/ 락틱애씨드(AHA)
효과	세안으로 뺏긴 보습막의 회복	세안 후 열감, 붉어진 피부의 수딩 효과	세안 후 남은 잔여물 제거, 피부 표면과 모공 속 각질과 피지제거
사용법	손바닥으로 꾹꾹 누르듯 흡수시킴	얼굴에 가볍게 분사	화장솜을 이용해 닦아냄
적합한 피부 타입	건성피부 수분부족형 피부 민감성 피부 노화 피부	건성피부 민감성 피부 트러블성 피부	중지성피부 노화 피부 여드름성 피부

Pro's Tip 거즈에 토너를 적셔서 닦아내보자

토너의 클렌징 기능을 가장 잘 활용하는 방법 중 하나로, 거즈를 토너에 적셔서 피부를 닦아내는 것을 추천한다. 거즈를 2~3번 접어 도톰하게 만든 후 거기에 클렌징 효과가 좋은 토너(약간의 AHA/BHA, 알코올을 함유한 제품)를 적셔 피부를 닦아내는 것이다. 이때 약간 힘을 주어 천천히 피부의 결을 따라서, 특히 T존을 중심으로 닦아내도록 한다.

AHA/BHA의 화학적 각질제거 작용과 거즈를 통한 물리적 각질제거 효과를 동시에 얻을 수 있기 때문에 주 1~2회 규칙적으로 하는 것이 좋다. 별도의 각질제거제를 사용하지 않아도 될 만큼 각질과 피지제거 효과가 우수하다. 또한 이 방법을 통해 피부 위의 오염 물질을 씻어내는 데 적절한 클렌징을 하고 있는지 확인할 수 있다. 이중세안을 했음에도 피지와 각질이 묻어나온다면 클렌징 방법을 바꿔야 한다.

부스터 화장품, 과연 필요할까?

한국여성들이 너무 많은 화장품을 사용하는 이유는 화장품 회사의 마케팅에 좌지우지되고 있기 때문이다. 4~5년 전부터 부스터 제품으로 언급되는 화장품들이 있는데, 이를 살펴보면 광고문구에서부터 의문이 들기 시작한다. 광고에는 기능성 에센스의 효과를 높인다, 화장품의 흡수력을 높인다 등의 말들을 볼 수 있는데, 기존 화장품 광고에 등장하는 쓸 만한 문구들을 한데 모아둔 것 같다는 느낌까지 든다. 그럼에도 이 제품들은 외국에 비해 더 많은 화장품을 사용하는 한국의 여성들의 소비욕구를 자극시키며 스킨케어 단계를 하나 더 늘리는 데 크게 일조하고 있다.

부스터 에센스만 하더라도 세안 후 처음 사용하는 에센스라는 의미로 '퍼스트 에센스'라는 이름로 불리는데 사실은 말이 안 되는 표현이다. 에센스는 원래부터 세안 후 첫 번째로 사용하는 화장품이기 때문이다. 한국 여성들이 토너를 결코 빠트려서는 안 되는 절대적인 화장품으로 여겨서 그렇지 외국에서 토너는 '필요한 사람만 알아서 쓰는' 화장품에 불과하다. 나 역시 토너를 쓰지 않기 때문에 세안 후에 제일 먼저 사용하는 제품은 에센스다.

그러면 부스터 에센스란 무엇일까? 부스터 에센스는 크게 토너와 에센스 두 가지로 나눌 수 있다.

❶ 고가의 토너(각질제거용 토너, 보습 기능의 토너)

용량과 성분, 심지어 주장하는 기능조차도 일반 토너와 차이점을 거의 발견할 수 없다. 스킨케어 단계 전에 화장품의 흡수율을 높이기 위해 사용하는 것이 바로 각질제거 기능을 하는 토너의 역할이다.

화장품의 흡수를 높이기 위한 방법은 간단하다. 피부 가장 바깥 표면의 천연 피부 보호막(피지, 각질)이 제거가 되어야 하는데, 부스터 에센스들은 대부분 각질제거 기능이 있는 AHA나 과일산 성분을 함유하고 있다. 종종 "부스터 에센스를 사용했더니 피부가 확실히 더 촉촉해졌다"라는 화장품 사용후기를 볼 수 있는데, 이것은 토너 성분에 알코올 함량은 낮추고 보다 많은 보습, 컨디셔닝 성분을 집어넣었기 때문이다. 즉, 시중의 고보습 토너, 에센스 토너로 불리는 제품과 동일한 성분이라고 보면 된다.

따라서 고보습 성분의 부스터 에센스를 사용하고 토너로 다시 한번 닦아내는 것은 확실히 잘못된 스킨케어다. 적어도 부스터 에센스를 사용하기로 마음을 먹었다면 토너 다음 단계에서 사용하거나, 토너를 생략하고 토너 대용으로 사용해야 한다.

❷ 에센스(트리트먼트 세럼)

한국에서 부스터 에센스로 포장되어 판매가 되는 대표적인 수입 브랜드 제품으로는 랑콤의 '제니피크', 디올의 '원 에센셜 세럼'이 있다. 두 제품 모두 아데노신을 함유하여 주름개선 기능성 화장품 인증을 받은 제품임에도 불구하고 부스팅 에센스로 불리고 있다. 그 이유는 제니피크는 마침 출시 즈음 토너에 가까운 큰 용량(75ml)이 나왔고, 원 에센셜 세럼은 제품명에 '스킨 부스팅'이란 단어가 쓰여 있기 때문이다. 즉, 화장품 회사에서 부스팅 에센스라는 이름을 붙여 또 다른 고기능성 에센스를 구입하도록 유도한 것이다.

그렇다면 과연 부스팅 에센스를 사용해야만 할까?

만약 부스팅 에센스를 사용하지 않아서 지금의 스킨케어 효과가 제대로 나타나지 않을까봐 걱정이라면 대답은 '그렇지 않다'이다. 부스팅 에센스는 새로 개발된 획기적인 제품이 아니다. 알고보면 지금까지 우리가 사용해온 토너와 에센스를 새로운 이름으로 포장한 제품에 불과하다. 부스팅 에센스가 주장하는 효과는 그보다 훨씬 저렴한 각질제거 기능의 토너나 고보습 토너 혹은 항산화, 항염기능의 에센스로도 얻을 수 있다.

Ask Winnie

SK-II 트리트먼트 에센스와 미샤 타임 레볼루션 에센스는 비슷한 제품인가요?

Q. 요즘 부스터 에센스가 인기잖아요? 저도 몇년 동안 SK-II 트리트먼트 에센스를 사용했었는데요. 좀 고가이기도 하고 최근에 미샤에서 똑같은 효모 에센스가 나온 것 같아서 그걸로 바꿔볼까 고민 중입니다. SK-II 만큼이나 좋다는 사람들도 있고 그보다 못하다는 후기도 있던데 같은 효과를 기대할 수 있을까요?

A. 미샤의 타임 레볼루션 에센스는 SK-II의 트리트먼트 에센스와 그리 큰 유사성이 없는 제품이에요.

많은 여성들이 미샤의 효모 에센스를 구입하는 것은 절반도 안 되는 가격에 SK-II에서 내세우는 '14일의 기적'을 경험할 수 있지 않을까 하는 기대감 때문인 듯한데요. 일단 두 제품의 성분을 비교해서 살펴볼까요?

SK-II에서 피테라라고 부르는 효모 성분의 정식 화장품 성분명은 '갈락토미세스'예요. 미샤의 전성분표를 보면 효모발효과물이 있는데, 이것이 갈락토미세스인지는 확인할 방법이 없어요. 화장품 성분으로 사용가

SK-II 트리트먼트 에센스 전성분

갈락토미세스발효여과물, 부틸렌글라이콜, 펜틸렌글라이콜, 정제수, 소듐벤조에이트, 메칠파라벤, 소르빅애씨드

미샤 타임 레볼루션 더 퍼스트 트리트먼트 에센스 전성분

효모발효여과물, 프로판디올, 감초추출물, 나이아신아마이드, 폴리쿼터늄-51, 비피다발효용해물, 느릅나무뿌리추출물, 라피노오스, 줄맨드라미씨추출물, 카바잎/뿌리/줄기추출물, 병풀추출물, 비트뿌리추출물, 마치현추출물, 로즈마리잎추출물, 캐모마일꽃추출물, 황백추출물, 캔들부쉬잎추출물, 소듐하이알루로네이트, 하이드로제네이티드레시틴, 글리세린, 펜틸렌글라이콜, 하이드롤라이즈드옥수수전분, 트로메타민, 정제수, 아데노신, 에칠헥실글리세린, 아세틱애씨드, 락틱애씨드, 페녹시에탄올

능한 효모의 종류는 매우 많으니까요. 게다가 그 외에는 성분이 SK-II와는 전혀 다르다는 것을 알 수 있죠.

그러면 미샤의 타임 에센스는 SK-II의 트리트먼트 에센스보다 기능이 떨어지는 제품인가 하면 그건 절대 아니에요. 단독 발효과물인 피테라 외에는 약간의 보습성분만을 더한 SK-II와는 달리 미샤의 에센스는 비피다발효용해물과 같은 또 다른 발효성분을 담고 있죠. 비피다발효용해물은 랑콤의 제니피크, 에스티로더의 갈색병 에센스의 주성분이기도 해요. 게다가 식약청 고시성분인 나이아신아마이드(미백), 아데노신(주름개선)을 함유해 2중 기능성 화장품 인증을 받기도 했고요. SK-II 에센스와 비교하기 이전에 이 제품은 그 자체만으로도 잘 만든 에센스임에는 분명해요.

그러나 미샤가 해외의 고가 브랜드와 당당하게 겨뤄보겠다고 말해놓고 SK-II의 명성에 얹혀 가는 인상을 지울 수는 없어요. SK-II를 연상시키

는 광고와 제품 용기가 없었다면 지금처럼 사람들의 주목을 받지 못했을 테니까요.

 만약 정말 본인의 피부가 피테라(갈락토미세스) 성분과 잘 맞다고 생각한다면 미샤보다는 토니모리의 '인텐스케어 갈락토미세스 퍼스트 에센스'를 사용하는 게 더 효과적일 거예요. 미샤보다는 훨씬 더 SK-II에 가까운 제품이니까요.

Special Skin Care

2

에센스에 대한 오해와 진실

대부분의 에센스가 고가에 30~40㎖ 정도의 적은 용량임에도 불구하고 마치 모든 피부 문제의 해결사처럼 홍보되고 있다. 그만큼 과대포장도 많고 잘못 알려진 부분도 많다. 다음 챕터에서 기능성 화장품에 대해 보다 자세하게 얘기를 하겠지만 여기에서 먼저 에센스에 한정하여 살펴보고자 한다.

에센스에 대한 다섯 가지 오해

오해 1   에센스에만 들어 있는 특별한 성분은 없다
많은 사람들이 에센스에는 일반 로션이나 스킨에는 들어가 있지 않은, 고가의 독특한 성분이 들어 있다고 믿고 있다. 그러나 화장품 성분에 있어서 에센스에만 들어가는 성분이란 존재하지 않는다. 우리가 사용하고 있는 에센스에 함유된 유효성분(비타민C, AHA 등)은 클렌저, 스킨에서부터 로션, 크림마스크까지 모든 화장품에 사용되고 있다. 특히 국산 화장품처럼 신제품이 나올 때 스킨부터 로션, 크림, 아이크림까지 하나의 라인을 구성하는 제품들을 보면 에센스에 들어가는 유효성분들을 다른 제품에서도 동일하게 찾아볼 수 있다.

오해 2 에센스는 고농축이다

고농축 에센스. 마치 한 단어처럼 입에 착착 달라붙는다. 여성들이 비싼 값을 주고 작은 병에 들어있는 에센스를 살 때는 당연히 그 안에 고농축 성분이 들어 있을 거라고 기대하기 마련이다. 하지만 고농축의 유효성분을 담은 화장품은 에센스 외에도 얼마든지 찾을 수 있다. 예를 들어 비타민 전문브랜드의 경우는 10% 농도의 비타민C 에센스가 나오지만 동시에 비타민C 10%를 함유한 크림도 출시하고 있다. 이처럼 에센스에는 에센스에만 들어가는 특별한 성분이나 고농축 성분이 함유되어 있지는 않다.

대부분의 화장품은 물과 오일로 이루어진다. 그리고 이 물과 오일의 결합인 에멀전의 가장 큰 기능은 피부를 촉촉하고 부드럽게 해주는 컨디셔닝과 모이스처라이징 기능이라 할 수 있다. 하지만 많은 안티에이징, 미백의 유효성분들은 수용성 베이스로 이루어져 있기 때문에, 에멀전 상태에서는 활성화 정도가 떨어지게 된다. 그렇기 때문에 보습을 제외하고 유효성분의 활성화와 피부 속 침투를 제1목적으로 삼은 제품이 바로 에센스(트리트먼트)라고 할 수 있다. 그래서 클리니컬 화장품에서 출시되는 에센스 제품들은 사용감에서는 만족도가 떨어지는 제품들이 많다. 글리세린과 같은 보습성분이 함유성분에서 제외되다보니 촉촉함은 커녕 뻣뻣까지 느껴지기도 한다.

반면 시중에서 쉽게 구할 수 있는 에센스들을 보면 이것이 과연 에센스인지 그저 작은 병에 담겨진 로션인지 의심이 드는 제품들이 많다. 성분표를 보면 앞부분은 거의 다 보습성분으로 채워져 있으며, 유효성분은 중간 이후로 밀려나 있다. 그러므로 에센스를 살 때는 그 이유가 단순히 '고가의 피부 보약'이라는 심리적 만족감을 위해서인지, 내 피부에 필요한 유효성분이 다른 비활성성분(보습성분, 점증제)의 방해 없이 피부에 흡수되길 원해서인지를 고려해보아야 한다.

오해 3   에센스는 피부 트러블이 생기기 쉽다

에센스 성분은 피부에 자극적이며, 그런 성분이 고농축으로 함유된 에센스는 피부 자극의 우려가 크다는 말을 하는 사람도 있다. 그래서 일반적인 스킨케어 단계에서 두 종류 이상의 에센스 사용을 금기시하기도 한다. 어떤 성분이든 그 성분의 함유량이 높아지면 피부가 자극을 받을 가능성은 높아진다. 하지만 모든 에센스 성분들이 피부에 자극을 주는 것은 아니다. AHA/BHA, 비타민C와 같은 산acid을 베이스로 한 성분들이나 레티놀과 같은 피부의 각질 제거를 유도하는 성분 외에는 대부분의 에센스에 속 유효성분은 오히려 피부의 자극을 완화하고 유수분의 밸런스를 맞춰주는 항염, 항산화 기능을 한다.

    비타민C와 비타민E처럼 서로의 기능을 높여주는 두 가지 유효성분의 에센스를 사용하여 안티에이징 기능을 강화한다거나, 각질제거 효과가 있는 AHA 에센스에 수딩과 미백 기능이 있는 감초추출물의 에센스를 함께 사용해서 미백기능은 더욱 활성화시키면서 피부 자극은 완화시킬 수도 있다. 이렇게 각 에센스의 주요성분과 기능을 이해한다면 에센스를 2종 이상 사용하는 것을 두려워할 필요가 없다.

오해 4   **에센스는 기능성 화장품이다**

화장품에 비싼 가격표가 붙었다는 이유만으로 기능성 화장품이라고 단정 짓지 말 것. 대한민국의 화장품법상 식약청이 정한 '기능성 화장품 고시성분'이 함유된 화장품이라면 화장품의 종류를 막론하고 모두 기능성 화장품으로 인증을 받을 수 있다. 인증을 받기 위한 최소 농도는 불과 0.04~3%에 불과하다. 크림은 물론, 두 종류(미백+주름개선 등) 이상의 기능성 인증을 받은 토너, 심지어는 메이크업 베이스와 같은 메이크업 제품들도 미백 기능성 인증을 받은 것이 상당수다.

오해 5   **에센스는 반드시 크림을 덧발라줘야 한다**

여름철에는 에센스 하나만 발라도 피부는 이미 끈적거리기 시작한다. 그래서 요즘에는 로션 제형의 에센스들도 많이 볼 수 있는데 "이것 하나만 발라도 되나요?"라는 질문을 종종 받곤 한다. 나는 그 제품을 발랐을 때 피부가 건조하다는 느낌이 없다면 그것으로 모이스처라이저를 대신해도 된다고 답해주지만 대부분의 여성들은 불안해한다. 에센스를 바른 후 크림으로 마무리해주지 않으면 유효성분이 공기 중으로 사라져버린다거나, 크림을 바르지 않으면 피부에 필요한 보습이 제대로 이루어지지 않는다고 잘못 알고 있기 때문이다.

한국에서 수분에센스로 불리는 에센스들은 외국의 화장품사이트에선 대부분 크림과 함께 모이스처라이저 카테고리에 포함되어 있다. 정확히는 '플루이드/세럼 타입 모이스처라이저'로 가장 가벼운 사용감의 모이스처라이저로 분류된다. 비단 수분에센스뿐 아니라 대부분의 항산화, 안티에이징 세럼 역시 단독으로 사용하거나 다른 모이스처라이저를 덧발라주는 식으로 피부의 건조 상태에 맞춰 선택할 수 있도록 하고 있다.

안티링클 에센스든 화이트닝 에센스든 에센스의 성분표에 수분 공급 성분(글리세린, 플로필렌 글리콜)이 함유되어 있다면 모이스처라이징 기능을 함유한 화장품으로 볼 수 있다. 만약 사용하는 에센스가 에멀전 제형이라면 그 제품은 결국 '추가적인 미용성분을 강화한 고급 로션'이라 보면 가장 정확하다. 에센스의 효과 유지와 보습관리를 위해서 반드시 수분크림을 덧발라 줘야한다고 생각하는 것은 화장품 회사들이 소비자들의 머릿속에 심어놓은 선입견에 불과하다.

앰플은 고기능성 에센스다?

30㎖의 에센스 병보다 더욱 작은 용기에 담겨 '집중관리용'이란 이름으로 판매되는 앰플. 화장품 회사에서는 앰플이 고농축, 고기능성이기 때문에 정해진 기한 안에 사용해야한다고 광고를 하기도 한다. 하지만 어떻게 보면 앰플이야말로 에센스의 허위, 과대광고의 끝판 왕이라고 할 수 있다.

앰플은 에스테틱숍 전용 화장품에서 출발했다. 피부관리를 받는 손님에게 가장 신선한 상태의 유효성분을 전달하고자 만들어진 트리트먼트 제품으로 1회용 주사병 용기에 포장되어 있다. 또 손으로 바르는 것보다는 이온자임, 초음파기기처럼 기계를 이용한 관리 시에 최적화된 화장품이기 때문에 물과 같은 완전한 액상 제형이 대부분이다. 기계를 이용한 관리의 목적은 유효성분을 최대한 진피층에 가깝게 전달하는 데 있기 때문에 앰플에는 순수하게 물에 희석한 수용성 유효성분만이 담겨 있다. 따라서 피부표면의 촉촉함을 위해 오일이나 보습성분을 함께 집어넣는 일반 화장품에 비해 앰플의 유효성분의 농도는 더욱 높다. 하지만 일반 소비자들이 사용하는 앰플 화장품은 기계가 아닌 손을 이용해 바르기 때문에 유효성분외에도 다양한 컨디셔닝 성분들을 함께 집어넣는다. 사용할 때 촉촉한 느낌이 들도록 하기 위해서다. 결국 일반 에센스와 그 성분 구성에서 다를 바가 없다는 뜻이다.

Ask Winnie

앰플이 들어간 에센스는 더 고농축일까요?

Q. 효과 좋은 화이트닝 에센스를 찾다 아이오페 '화이트젠 앰플 에센스'를 추천받았는데요. 앰플을 에센스 안에 집어넣어 더 고농축이라고 하더라고요. 가격은 좀 비싸지만 80㎖로 용량도 커서 다른 에센스에 비해 오히려 저렴한 거 같기도 한데 어떤가요?

A. 앰플은 '고농축'이란 광고 효과를 위해 사용된 명칭에 불과해요.

앰플은 주사병 모양의 작은 화장품 용기를 말하는 단어예요. 따라서 에센스에 앰플을 넣었다는 말은 '앰플은 곧 고농축'이란 이미지를 소비자들에게 주기 위해 만들어낸 말일 뿐이죠.

아이오페 화이트젠 앰플 에센스를 보면 캡슐이 보이고 그 안에 안정화된 성분을 넣었다고 말하는데, 이미 30년 전부터 캡슐 안에 화장품 성분을 넣는 기술을 사용해왔기 때문에 특별한 신기술이 아니랍니다. 게다가 마이크로캡슐도 아닌, 딱 눈에 보이게 캡슐화한 것은 소비자들에게 시각적 만족을 주는 것 이상의 의미는 없어요. 그렇다면 소비자의 기대처럼 화이트젠

아이오페 화이트젠 앰플 에센스 성분표

정제수, 부틸렌글라이콜, 베타-글루칸, 프로판디올, 에탄올, 디메치콘, 글리세레스-26, 소듐하이알루로네이트, 낫토검, 글리 세릴폴리메타크릴레이트, 사이클로펜타실록산, 나이아신아마이드, 디에톡시에칠석시네이트, 글리세린, 녹차추출물, 닥나무뿌리추출물, 회향씨추출물, 희첨추출물, 동릉초추출물, 산뽕나무뿌리추출물, 호이초추출물, 황금추출물, 포도추출물, 엘라직애씨드, 아세틸테 트라펩타이드-11, 헥사펩타이드-2, 화이트윌로우껍질추출물, 감초추출물, 은행잎추출물, 모려추출물,테르무스테르모필루스발 효물, 씨실트추출물, 하이드롤라이즈드콜라겐, 아세틸글루코사민, 베타인, 하이드로제네이티드레시틴, C12-16알코올, 메칠글루 세스-20, 하이드록시프로필비스팔미타마이드엠이에이, 폴리소르베이트20, 하이드록시에칠아크릴레이트/소듐아크릴로일디메칠타우레이트코폴리머, 팔미틱애씨드, 옥수수전분, 마이크로크리스탈린셀룰로스, 잔탄검, 만니톨, 아크릴레이트/C10-30알킬아크릴레이트크로스폴리머, 카프릴릭/카프릭트리글리세라이드, 슈크로스, 폴리쿼터늄-51, 베헤닐알코올, 폴리글리세릴-10펜타스테아레이트, 세테아릴알코올, 에칠헥실글리세린, 프로필렌글라이콜, 소듐스테아로일락틸레이트, 디소듐이디티에이, 세테아릴글루코사이드, 카프릴릴글라이콜, 글리세릴카프릴레이트, 덱스트란, 티타늄디옥사이드, 마이카, 페녹시에탄올, 향료

앰플 에센스가 고농축일까요?

   성분표를 살펴보면 화이트젠 앰플 에센스에서 사용한 미백 유효 성분은 '나이아신아마이드(비타민B3)'로, 식약청 미백 고시 성분이며 화이트닝 화장품에서는 2~5%의 농도로 사용되죠. 그런데 에센스 제형에서 보통 정제수가 성분의 80% 이상을 차지한다고 볼 때 세 번째 줄에 적힌 나이아신아마이드가 5%나 함유됐다고 보기는 힘들어요.
   그러면 다음으로 나이아신아마이드를 사용하는 일반 기능성 에센스와 비교해보도록 하죠. SK-II 셀로미네이션 에센스의 성분표와 비교해서 살펴볼까요?

SK-II 셀로미네이션 에센스 성분표

정제수, 갈락토미세스발효여과물, 나이아신아마이드, 부티렌글라이콜, 펜틸렌글라이콜, 나일론-12, 폴리메칠실세스퀴옥산, 에칠핵실팔미테이트, 디메치콘, 실리카, 보론나이트라이드, 피이지-20소르비탄코코에이트, 아크릴레이트/C10-30알킬아크릴레이트크로스폴리머, 페녹시에탄올, 폴리글리세릴-10올리에이트, 벤질알코올, 소듐하이드록사이드, 디소듐이디티에이, 폴리글리세릴-2올리에이트, 판테놀, 소듐벤조에이트, 폴리소르베이트80, 메칠파라벤, 아스코빌글루코사이드, 병풀추출물, 레시틴

여기에서도 나이아신아마이드는 정제수, 피테라 다음으로 세 번째에 위치하죠. SK-II 역시 나이아신아마이드가 얼마나 들어갔는지는 알 수 없어요. 하지만 SK-II의 모기업인 P&G에서 발표한 연구 논문에서 4%의 나이아신아마이드와 0.5%의 판테놀(프로비타민B5)이 사용된 것으로 보아 이 제품에도 비슷한 함량이 들어갔을 것이라는 추측이 가능해요.

아이오페 제품의 성분표에서는 나이아신아마이드 앞에 있는 부티렌글라이콜(수분공급 성분), 디메치콘(실리콘 성분)이 SK-II에서는 더 뒤에 있는 것을 봐도 적어도 유효성분인 니아신아마이드의 기능을 보습, 컨디셔닝 기능보다 앞세운 클리니컬 콘셉트의 에센스 가까운 것을 알 수 있죠.

Special Skin Care

3

에멀전이란?
수분에센스에서 모이스처라이징 밤까지

에멀전이란 기본 성분이 '물+오일+유화제'로 구성된 불투명한 흰색의 화장품 제형을 의미한다. 흔히 '에멀전=밀키로션'으로 생각하는 사람들이 많지만, 사실 에멀전은 원래 제형에 대한 명칭이기 때문에 클렌징밀크부터 로션 타입의 에센스, 로션, 크림까지 모두가 이에 해당한다. 똑같은 에멀전임에도 불구하고 어떤 것은 로션처럼 묽고 어떤 것은 크림처럼 진한 것은 점증제라 불리는 성분의 함유량에 따라 달라지는 것인데, 로션에 점증제가 포함되면 크림이 된다고 이해하면 된다.

에멀전의 종류

에멀전은 크게 '오일 인 워터 oil-in-Water' 타입과 '워터 인 오일 water-in-Oil' 타입으로 나눌 수 있다. 우리가 흔히 수용성 베이스라고 하는 화장품들은 모두 오일 인 워터 에멀전에 해당한다.

❶ 로션 oil-in-WATER emulsion

국내 브랜드의 화장품 사용설명서를 보면 여전히 로션을 바른 후에 크림을 덧발라주는 이중 보습을 기본 화장품 사용법으로 표시하고 있는 경우가 대부분이다. 하지만 최근에는 소비자들이 외국 브랜드 화장품에 익숙해지면서 로션은 점점 수분에센스와 수분크림 사이의 어중간한 존재감으로 인기가 떨어지고 있다. 해외에서도 미국 정도를 제외하고 로션은 그리 인기 있는 모이스처라이저라고 보기는 힘들다. 외국에서는 보통 중지성은 로션, 중건성은 크림 식으로 피부 타입별로 선택하거나, 낮에 사용하는 가벼운 모이스처라이저, 특히 자외선 차단 기능을 갖춘 데이 로션으로 선택하고 있다.

❷ 크림 oil-in-WATER emulsion

자신이 사용하는 크림에 유분이 많다고 워터 인 오일 water-in-OIL 제품이 아닐까 생각할지 모르지만 크림의 성분표를 살펴보면 대부분은 정제수로 시작하는 것을 알 수 있다. 크림 중에서 유분 함량이 적으면 수분크림, 오일의 비율이 늘어나면 영양크림이라 불리는 좀더 보습력 높은 모이스처라이저가 된다.

❸ 밤 water-in-OIL emulsion

밤 balm 은 수분보다 유분의 양이 더 많은, 즉 오일을 베이스로 하는 대표적인 에멀전이다. 대부분 순수 오일 만으로 이루어져 있지는 않고 오일과 지방산, 왁스 성분들이 결합되어 있다. 오일은 피부 표면 위를 덮어 수분의 증발을 막는 기능을 한다.

　그렇다고 해서 수분부족형의 건조한 피부를 가진 사람이 무작정 밤 타입의 제품을 바른다고 피부가 촉촉해지지는 않는다. 확실한 효과를 보려면 유분막을 형성하는 제품을 사용하기 전에 보습기능이 강화된 토너나 수분에센스 등을 이용하여 피부 각질층에 충분히 수분을 적셔줘야 한다. 그래야 피부에 수분 공급을 오래 지속시킬 수 있다.

에멀전의 바른 사용법

가볍게 크림 하나만 사용하려고 하니 뭔가 부족하게 느껴지고, 유분감이 많은 크림은 부담스러워 모이스처라이저를 2단계로 바를 것이 아닌 이상 로션을 바른 후 크림을 바르는 일반적인 순서를 따를 필요는 없다.

　예를 들어 크리니크에서 보습제를 선택하는 경우, 자신이 중건성 피부라 촉촉함을 원하지만 로션의 묽은 질감을 선호한다면 고보습 미네랄 오일이 함유된 노란 로션을, 중지성이라 가벼운 보습력으로도 충분하지만 피부에 도톰하게 닿는 느낌을 선호한다면 실리콘(사이클로펜타실록산)이 주성분인 모이스처 써지를 선택하면 된다.

Special Skin Care

4
모이스처라이저, 피부의 수분 15%를 지켜라

우리 피부는 스스로 모이스처라이징 성분을 분비한다. 바로 피지로, 피지가 충분하거나 과잉 분비되는 피부를 지성피부라고 부르고, 피지가 부족하게 나오는 피부를 건성피부라고 부른다. 보통 나이가 들어가면서 우리의 피부가 만들어내는 모이스처라이저의 양과 질은 급격히 떨어지게 된다. 그래서 10~20대에는 세안 후 아무것도 바르지 않던 사람도 30대가 넘어가면 아무리 좋다고 소문난 수분크림을 발라도 건조하다며 피부 건조를 호소하곤 한다.

모이스처라이징 성분은 토너, 에센스, 크림, 마스크 등 화장품 전반에 걸쳐 사용된다. 심지어 클렌저에도 사용되는데, 어떤 모이스처라이징 성분을 함유하고 있는가에 따라 제품의 사용감이 달라진다. 따라서 화장품을 선택하기에 앞서 모이스처라이저의 보습 원리와 내 피부에 알맞은 보습 정도를 알아보는 것은 매우 중요한 과정이라 할 수 있다.

보습 원리에 따른 모이스처라이저의 구분

❶ 수분토너, 수분에센스, 수분크림

보습 원리　휴멕턴트humectant : 공기에 있는 수분을 표피로 끌어와 전달한다.

대표 성분　글리세린, 프로필렌글리콜, 소듐PCA

휴멕턴트란 공기 중의 수분입자를 피부로 끌어들여 피부의 수분량을 증가시켜주는 작용을 말한다. 이를 이용한 수분 공급 성분들은 사용감이 가볍고 모공을 막을 확률이 가장 적기 때문에 중지성이나 여드름 피부에 적합하다. 제대로 효과를 보기 위해서는 실내 습도가 매우 중요한데, 습도가 높은 여름철에는 촉촉한 토너 하나만 발라도 충분하지만, 습도가 낮은 겨울철에는 수분크림을 아무리 덧발라도 건조한 느낌이 든다. 따라서 휴멕턴트 성분들을 위주로 한 가벼운 모이스처라이저를 사용하고자 한다면 겨울철에는 이 성분들이 제 기능을 발휘할 수 있도록 실내에 가습기를 틀어 실내 습도를 높이는 것이 좋다.

❷ 영양크림, 건성용 수분크림, 페이셜 오일

보습 원리　에몰리엔트emollient : 피부 속에 오일을 침투시키거나 오일 막을 형성한다.

대표 성분　식물성 오일(호호바, 올리브, 피마자, 쌀겨)

아래에서 설명할 오클루시브occlusive와 거의 같은 의미로도 사용되는데 오클루시브가 피부 표면에 오일 코팅 막을 만드는 것에 좀더 초점을 둔다면, 에몰리엔트는 피부 속에 오일을 침투시키는 것까지 포함한다. 피지와 유사한 구조의 유분을 피부 겉과 속에 공급하는 방식으로, 중건성용 보습제들은 휴멕턴트와 에몰리엔트 성분들의 혼합체라 할 수 있다.

❸ **건성/악건성용 크림, 페이셜 밤, 페이셜 오일, 아이크림, 바디크림**

<u>보습 원리</u>   오클루시브occlusive : 피부 표면에 오일막을 형성해 수분이 증발하는 것을 방지한다.

<u>대표 성분</u>   미네랄 오일, 페트로라텀 젤(바셀린), 비즈왁스, 라놀린, 세어버터

피부가 수분을 유지하기 위해서는 피부의 습도(수분 함유량)와 공기 중의 습도의 밸런스가 중요하다. 실내의 습도가 낮으면 피부 속의 수분이 빠르게 증발되기 때문에 수분이 증발되지 않고 오랫동안 머무르기 위해서는 세안 직후에 피부에 강력한 오일막을 형성하는 것이 관건이다.

장기간 유분을 과잉으로 공급하게 되는 경우 피부의 각질 턴오버를 늦추고 모공을 막아 트러블이 생기는 등의 부작용이 일어날 수 있으므로 악건성이 아닌 한 오클루시브 성분이 성분표 앞에 위치한 제품을 너무 남용하지 않는 것이 좋다.

> *Pro's Tip*
>
> 실내공기가 건조할수록 세안 직후의 보습은 욕실 안에서 하도록 한다. 욕실 안에 오클루시브 성분이 함유된 크림을 보관하고 세안 후 피부가 여전히 촉촉한 상태에서 크림을 발라 수분을 피부에 단단히 묶어둔 후 밖으로 나온다.

오일에 대한 궁금증 A to Z

스킨케어의 트렌드는 계속 바뀐다. 약 10~15년 전의 스킨케어 트렌드는 '오일 프리'였다. 주요 해외 브랜드에서는 건성용 수분크림, 건성용 파운데이션에도 오일 프리를 내세웠고, 일본 브랜드인 사바비안, 오르비스 등은 브랜드 전 제품이 오일이 사용하지 않았음을 내세우며 오일의 피부 해악성을 알리기도 했다.

하지만 최근에는 다시 오일이 스킨케어 제품의 주요 성분으로 자리 잡았고, 많은 브랜드에서 100% 페이셜 오일과 오일 베이스의 밤 제품을 출시하고 있다.

이와 같은 변화 속에 소비자들이 혼란을 겪게 되는 것은 어쩌면 당연하다. 그래서 소비자의 현명한 선택을 위해서 그동안 내가 가장 많이 접했던 오일에 대한 질문들을 정리해보았다.

❶ 오일이 피부의 모공을 막을까?

아르간오일에서부터 콩오일까지 화장품에 사용되는 오일은 다양하다. 그리고 그 오일들의 화학적 구성 또한 모두 다르고 모공을 막는 정도도 다르다. 화장품 성분들이 모공을 막는 정도는 0에서 5까지 분류된다. 보통 홍화씨유가 가장 사용감이 가볍다고 알려져 있으며 밀배아유의 경우는 가장 높은 5로 분류되고 있다.

중요한 것은 이 기준이 오일뿐 아니라 모든 화장품 성분에 다 적용되며, 오일이란 이름이 붙지 않은 많은 지방산, 지방알코올 성분들도 3~5의 비교적 높은 수치를 가지고 있다는 것이다. 더불어 오일 프리를 내세우는 제품들 가운데에도 오일 대신 이러한 지방산 성분들을 대체하여 사용하는 경우가 많으므로 '오일 프리 제품은 모공을 막지 않는 제품'이란 환상은 빨리 깨는 것이 좋다.

❷ **지성이나 여드름 피부는 오일프리 제품을 써야할까?**

이미 피지 과잉 상태인 지성이나 여드름 피부가 굳이 페이셜 오일을 구입해서 사용할 필요는 없다. 하지만 무조건 오일 프리 제품만 찾아 헤맬 필요도 없다. 지성피부용 화장품은 오일 대신 실리콘으로 대체한 제품들이 대부분이고, 오일이 함유되어 있어도 만약 성분표에서 4~5번째 이후라면 매우 소량이므로 피부가 번들거리거나 모공을 막을 가능성이 적다. 또 로즈힙이나 호호바와 같은 오일은 모공을 막을 가능성도 적을뿐더러 상처를 치유하는 효과가 있기 때문에 여드름 제품의 장기 사용으로 인한 피부 약화, 탈수 피부를 위한 모이스처라이저 성분으로 적합하다.

❸ **오일이 들어간 제품을 사용하면 피부가 빨리 산화가 되어 노화가 더욱 빨리 진행된다?**

근거 없는 걱정이다. 페이셜 에센스나 크림에 많이 사용되는 포도씨유, 올리브 오일등은 실제로 매우 훌륭한 항산화 성분으로 자외선 차단제의 주요 성분이기도 하다.

❹ **오일을 많이 사용하면 건성피부는 더욱 건성이 된다?**

건성피부가 모이스처라이저(오일, 크림)를 사용해야 하는 이유는 간단하다. 세안 직후의 피부는 어느 정도 천연보습막이 손상된 상태이고(이중, 삼중세안을 할수록 이 손상은 더욱 심해진다), 건성피부일수록 수분 손실은 더하다. 모이스처라이저는 손실된 피지를 대신해 피부에 수분 증발 방어막을 만드는 것이고, 이때 피지에 가장 유사한 성분이 많이 함유될수록 건성 피부에 적합한 모이스처라이저의 역할을 하는데, 그 기능을 하는 것들이 바로 화장품에 첨가되는 오일이다.

물론 아무리 건성피부라고 하더라도 수분에센스, 로션, 수분크림, 영양 크림을 겹겹이 바르는 과잉 보습은 적절한 스킨케어라고 할 수 없다. 하지만 피부의 수분이 증발하지 않도록 세안 후에 오일을 몇 방울 발라주거나 오일이 함유된 모이스처라이저를 쓴다고 악건성이 되는 일은 없으므로 오일을 사용하는 것을 두려워할 필요는 없다.

❺ 천연 오일이 미네랄 오일보다 더 좋을까?

천연 오일은 항산화 성분, 비타민 등 피부에 유용한 성분들을 함유하고 있다. 반면 미네랄 오일에 비해 상대적으로 모공을 막을 가능성이 높다. 미네랄 오일은 이러한 영양 성분을 함유하고 있지 않은 대신 가장 우수한 보습력을 가지고 있다. 피부 보호막을 형성하는 데 있어서는 어떤 식물성 오일보다 우수하기 때문에 병원과 약국용 화장품의 악건성용, 아토피 피부용 크림들은 대부분 미네랄 오일을 사용하고 있다.

Special Skin Care

5
아이크림,
페이셜 크림과 무엇이 다를까?

화장품 업계에서는 오래전부터 눈가의 노화를 방지하고 연약한 눈가 피부를 관리하기 위해서 반드시 눈가 전용 화장품을 사용해야 한다고 광고해왔다. 또 많은 여성들이 눈가 관리 제품은 성분이 다르다고 생각하며 일반 페이셜용 제품을 눈가에 사용하는 것을 피해왔다. 그렇다면 과연 눈가전용 화장품의 성분은 페이스용과 어떻게 다를까?

아이크림은 고보습이다

나는 아이크림의 중요성에 대한 질문을 받을 때마다 항상 같은 대답을 한다. 눈가 전용 크림을 사용하는 것은 손 전용 핸드크림을 사용하는 것과 같다. 우리의 피부 중에서도 피지선이 가장 적게 분포된 손은 쉽게 건조해진다. 자외선의 노출에도 무방비 상태인 경우가 많으므로 노화의 징후가 가장 빨리 나타나는 부분이기도 하다. 일반 바디로션을 손에 발라도 큰 상관은 없으나 좀더 밀착력이 우수하고 고보습 성분이 함유된 핸드크림을 따로 사용하는 것도 이 때문이다.

눈가 피부 역시 마찬가지다. 눈가는 피부가 얇아서 자외선의 공격에 가장 취약하기 때문에 쉽게 주름이 생긴다. 젊었을 때는 페이셜 크림을 사용해도 큰 불편함이 없었으나 나이가 들어감에 따라 보습이 부족함을 느낀다. 그래서 페이셜 크림보다는 좀더 고보습인 아이크림을 사용하는 것이다.

안구에 자극이 적다

아이크림은 페이셜용 크림보다 밀착력이 높다. 그래서 크림이 녹아 눈 안에 들어갈 가능성이 적고, 설령 눈에 들어간다 할지라도 안구 pH에 맞춰 눈이 시리지 않도록 만든다. 존슨즈 베이비샴푸가 아기 눈에 들어가도 시리지 않은 것은 더 순한 성분을 사용해서가 아니라 샴푸 용액을 안구 pH에 맞췄기 때문인데 이와 같은 이유다.

저농도의 유효 성분을 가지고 있다

아이크림은 일반 페이셜 크림보다 고농축 성분이 들어 있으며, 특별히 엄선된 성분들이 들어간다고 믿는 여성들도 많은데 둘 다 사실이 아니다. 변성알코올, 화학적 자외선 차단성분 등 자극 성분으로 알려진 성분들도 함유량에 약간의 차이가 있을 뿐 아이크림에도 모두 다 들어간다. 화학적 합성 성분, 파라벤(방부제)뿐 아니라 눈가 주름을 매끄러워 보이기 위해 실리콘 등도 사용된다. 하지만 눈 주위의 피부가 얇은 만큼 페이셜 크림보다 저농도인 것들이 대부분이다.

아이크림뿐 아니라 풋(발)크림, 넥(목)크림, 데콜테(가슴)크림 등 알고 보면 화장품업계에선 수많은 신체부위별로 전용 크림을 출시하고 있다. 그 중 가장 마케팅에 성공한 것이 아이크림일 뿐이다. 각각의 신체부위는 그 부분만이 요구하는 조건이 있을 수 있으므로 시간과 돈을 지불할 용의가 있다면 부위별 제품을 사용하는 것이 그리 나쁜 방법만은 아니다. 단지 자신이 아이크림 사용을 선택했을 때는 해당 제품에 대한 환상과 실제 기대할 수 있는 효과의 간극을 제대로 이해하고 있어야 현명한 소비가 가능하다.

*

30대 이상이 되면 화장품을 선택할 때도 일반적인 보습 위주의 화장품이 아닌 기능성 화장품 쪽으로 눈을 돌리게 된다.
그런데 기능성 화장품이란 정확히 어떤 제품을 말하는 것일까?
명품 브랜드의 에센스와 아이크림? 아니면 의사가 만들었다는 병원에서 판매하는 화장품? 혹은 최첨단의 줄기세포 화장품?
우리가 흔히 알고 있는 기능성 화장품은 대한민국 화장품법이 정의하는 기능성 화장품과 큰 차이가 있다. 화려한 포장 케이스와 유명 브랜드에 가려진 환상을 걷어내고 기능성 화장품의 진짜 얼굴을 만나보자.

Chapter 04

한 걸음 더!
기능성 화장품

Special Skin Care

1

내가 사용하고 있는 화장품 정말 기능성 화장품일까?

기능성 화장품이란 간단히 말하면 화장품법 제2조 2항에서 규정한 다음의 세 항목에 해당하는 제품을 말한다.

- 피부 미백에 도움을 주는 제품
- 피부의 주름개선에 도움을 주는 제품
- 피부를 곱게 태워주거나 자외선으로부터 피부를 보호하는 데 도움을 주는 제품

즉, 제품의 용기에 주름, 미백, 자외선 차단 기능성 화장품이란 표시가 붙어 있어야만 식약처로부터 인증 받은 기능성 화장품이라고 할 수 있다.

기능성 화장품으로 오해하기 쉬운 화장품들

설화수의 베스트셀러 중 하나인 자음생 크림에는 '인삼 결정체가 피부 깊은 곳부터 개선하여 노화의 흔적을 지워주는 한방 고농축 인삼크림'이라는 제품 설명이 적혀 있다. 설명을 읽으면 누구나 이 제품을 주름개선 기능성 화장품이라고 여기게 될 것이다. 하지만 20만 원이 넘는 이 초고가의 크림은 주름개선 인증을 받지 않은 일반 보습크림에 불과하다. 설화수의 크림 7종 중에서 기능성 인증을 받은 제품은 3개, 9종의 에센스 중에서 기능성 인증을 받은 에센스 역시 단 3개에 불과하다. 끌레드뽀 보떼의 30만 원이 넘는 세럼도, 라프레리의 초고가 앰플도 역시 기능성 인증은 받지 못한 제품이다.

하지만 소비자들은 제품이 판매되는 장소나, 제품이 내세우는 콘셉트(여드름 화장품, 아토피 화장품), 특정 성분(달팽이 크림, 줄기세포 화장품) 등을 바탕으로 이들을 기능성 화장품이라 추측하는 경우가 많다. 그러나 식약처로부터 주름개선, 자외선 차단, 미백 화장품으로 인증을 받지 않은 이상, 이들 제품을 기능성 화장품이라고 부르거나 미백과 주름개선에 도움이 되는 것처럼 광고하는 것은 허위광고에 해당된다.

소비자들이 내가 구입하는 화장품이 기능성인지 아닌지를 확인하려면 제품 이름에 화이트, 링클, UV란 단어가 있는지 확인해보면 된다. 국내 기능성 화장품법 상 기능성 화장품 인증을 받지 못한 제품들은 이런 단어를 사용할 수 없기 때문이다. 그러나 화장품 회사들은 브라이트닝, 에이징 리페어 등의 유사한 단어를 사용하면서 소비자들이 자사 제품을 기능성 화장품으로 착각하게 만든다. 그러므로 이를 확인하는 가장 확실한 방법은 제품의 포장지나 인터넷 쇼핑몰의 제품 설명란에 주름개선, 미백개선, 자외선 차단의 기능성 인증 표시가 되어 있는가를 확인하는 것이다. 예를 들어 한 온라인 쇼핑몰에서 판매되는 화장품 두 가지를 비교해서 살펴보자. 요란한 제품광고 문구는 가볍게 건너뛰고 상품의 기본정보란을 보면 제품의 기능성 여부를 정확하게 확인할 수 있다.

설화수 윤조 에센스

제품 주요 사양	모든 피부 타입
사용방법	스킨/로션 사용 후 사용하세요
제조국	대한민국
기능성 여부	무

이니스프리 자연 발효 에센스

제품 주요 사양	모든 피부 타입
사용방법	세안 후 맨 얼굴에 적당량 펴발라 줍니다.
제조국	대한민국
기능성 여부	미백, 주름개선

제품 정보란의 기능성 여부를 살펴보면 '설화수 윤조에센스'는 기능성 화장품이 아니지만, '이니스프리 자연발효 에센스'는 미백 기능성 화장품임을 알 수 있다. 이처럼 제품명 옆에 '식약처 기능성 화장품 인증'이란 표시가 붙었을 때 비로소 기능성 화장품이라 부를 수 있다는 것을 명심하자.

기능성 화장품에 대한 오해와 진실

> **오해** 기능성 화장품은 까다로운 검사를 통해 그 효과를 인증 받은 제품이다.
>
> **진실** 기능성 화장품은 효과를 인증 받은 고시성분을 함유한 제품이다.

대다수의 국내외 기능성 화장품은 식약처에서 미백, 주름개선 등에 효능이 있다고 인정한 기능성 고시 성분을 일정량 이상 함유하여, 함량 및 효능, 효과 등이 식약처장이 고시한 내용과 같은 경우에 식약처에 보고를 하는 것으로 기능성 인증을 받는다. 2013년 상반기 동안 기능성 화장품 유효성 심사를 받은 품목은 총 기능성 제품들의 5%인 857개에 불과했다. 게다가 심사를 받은 제품들도 자외선 차단 제품이 절대 다수였다. 주름, 미백 기능성으로 심사를 받은 제품은 총 심사품목의 20% 미만이었다.

주름개선 화장품의 경우 성분표를 찬찬히 읽어보면 성분표의 제일 끝 쪽에서 아데노신이란 성분을 발견할 수 있다. 국내외 거의 대부분의 주름개선 기능성 화장품은 이 성분을 0.04% 함유하는 것으로 제품의 유효성 검사를 면제받고, 식약처로부터 주름개선 기능성 화장품 인증을 받는다. 이렇게 기능성 인증을 받으면 그때부터는 주름개선에 대한 효능을 광고에 언급할 수 있는데, 고가의 브랜드일수록 아데노신을 언급하는 일은 거의 없다. 5천 원에 불과한 '에뛰드 핸드부케 리치콜라겐 핸드크림'과 10~20여만 원의 안티에이징 에센스에 들어간 성분이 동일하다는 것을 소비자들에게 굳이 알릴 이유가 없기 때문이다.

> **화장품 토막상식** 식약청 기능성 고시 성분과 함유량
>
> ● **미백 기능성 성분**
> 나이아신아마이드(Niacinamide): 2~5%
> 닥나무 추출물(Broussonetia Extract): 2%
> 알부틴(Arbutin): 2%
> 유용성 감초 추출물(Oil Soluble Licorice (Glycyrrhiza) Extract): 0.05%
> 아스코빌 글루코사이드(Ascobyl Glucoside): 2%
> 에칠 아스코빌 에테르(Ethyl Ascorbyl Ether): 2%
> 아스코빌 테트라소팔미테이트(Ascorbyl Tetrasopalmitate): 2%
> 알파–비사보롤(alpha-bisabolol): 0.05%
> 마그네슘 아시코빌 포스페이트(Magnesium Ascorbyl Phosphate): 3%
>
> ● **주름 개선 성분**
> 레티놀(Retinol): 2500 IU/g = 0.075%
> 아데노신(Adenosine): 0.04%
> 폴리에톡실레이티드 레틴아마이드(Polyethoxylated retinamide): 0.20%
> 레티닐 팔미테이트(Retinyl Palmitate): 10000 IU/g

오해 기능성 화장품은 주로 고가의 수입 화장품이다.
진실 기능성 성분은 제품 가격에 큰 영향을 미치지 못한다.

고가의 브랜드에서는 제품에 식약처의 기능성 고시 성분을 집어넣어 일단 기능성 인증을 받은 후, 타 브랜드와 구별되는 독자적인 성분과 기술력을 앞세워 그 성분이 마치 미백과 주름개선 효과를 주는 유효성분인 것처럼 홍보한다. 한방화장품 브랜드에서 기를 다스리고 순환을 높여주는

한약재를 앞세우는 것이나, SK-II가 피테라 성분이 피부를 투명하고 탄력 있게 만든다고 광고하는 것을 떠올려보면 된다. 그런데 이런 성분들이 그들의 주장대로 미백과 주름개선에 효과적인 작용을 할 수는 있겠으나 사실은 객관적인 연구 결과가 부족한 경우가 대부분이다. 특히 그 브랜드만이 사용하는 독특한 성분일수록 그 성분은 효능을 위해서라기보다는 마케팅을 위한 콘셉트 성분일 가능성이 높다.

식약처에서 고시한 기능성 성분들은 그 기준 함유량이 불과 2~5%에 불과하다. 특히 주름개선 기능성 화장품의 99% 이상이 사용하는 식약처 고시 성분인 아데노신의 경우 0.04%만 함유하면 기능성 인증을 받을 수 있다. 그 성분을 함유하기 위해 필요한 비용은 화장품 전체 가격에서 매우 미미한 정도이므로 중저가 화장품 브랜드들도 얼마든지 기능성 화장품을 만들 수 있다.

앞으로 기능성 화장품을 구입하기 전에는 이 제품이 어떤 성분을 사용하여 기능성 인증을 받았는지 확인해보자. 이러한 성분표 확인이 습관이 된다면 기능성 화장품이라고 해서 무조건 명품 화장품을 고집하지 않을 것이다.

> **오해** 기능성 화장품 인증을 받지 않은 제품은 안티에이징이나 미백 효과가 없다.
> **진실** 기능성 화장품 인증을 받지 않았더라도 더 우수한 효과를 내는 제품들은 얼마든지 있다.

기능성 화장품법의 제정과 시행의 목적은 무분별한 화장품의 허위, 과대

광고를 막기 위함이다. 또 물밀 듯이 몰려오는 고가의 수입 화장품에 대항하기 위해 국산 화장품에 경쟁력을 더하는 부수적인 역할 또한 무시할 수 없다. 해외에서 많이 사용되는 미백, 안티링클 성분과 한국 식약처에서 고시한 기능성 원료에는 많은 차이가 있다. 뿐만 아니라 제품 자체의 유효성을 증명하여 기능성 화장품 인증을 받기까지는 너무 많은 시간과 비용이 소요되어 국내의 많은 화장품 회사들이 기능성 인증 받는 것을 거의 포기하고 있는 실정이다.

그런데 기능성 인증을 받은 제품에서 허위, 과대 광고는 더 쉽게 발견된다. 자외선 차단 기능성 인증을 받은 어느 자외선 차단제의 경우, 12시간 동안 자외선 차단이 된다고 광고한다. 그러나 모든 자외선 차단제의 차단 한계 시간은 2~3시간이 고작이다. 그런가 하면 자사의 주름개선 기능성 화장품만 사용하면 밤샌 피부도 탱탱해지고, 미백 화장품은 사용한 그 다음 날부터 환해지는 피부를 확인할 수 있다고 광고를 하기도 한다.

이런 이유로 우리나라에서 인증하는 기능성 화장품에 대한 개인적인 소견을 말하자면 한마디로 매우 회의적이다. 기능성 화장품이란 어디까지나 한국 내에서나 통용되는 인증이며, 식약처의 고시성분들 또한 매년 새로 추가되고 있기는 하나 여전히 전 세계적인 안티에이징 시장의 흐름과는 동떨어진 부분이 많기 때문이다. 안정화된 순수 비타민C가 15%나 함유되어 있고 효과적인 유효성분의 침투를 위한 나노캡슐 전달체계 기술을 갖추었지만 기능성 화장품으로 인정받지 못한 에센스와, 피부침투력 제로에 가까운 3중 기능성 BB크림이 있다면 나는 두 번 볼 것도 없이 전자를 선택할 것이다.

Special Skin Care

2

자외선 차단 완벽 해부

자외선 차단제는 대한민국 식약처에서 인정한 3대 기능성 화장품 중의 하나이며, 미국 FDA에서 '노화를 막을 수 있는 유일한 화장품'으로 인정한 제품이기도 하다. 또한 주름을 비롯한 피부의 노화와 기미, 여드름 자국과 같은 색소침착 방지와 개선을 위해 가장 효과적인 제품이라 할 수 있다.

최근의 연구에 따르면 자외선 차단제의 안티에이징 효과는 단순히 예방 차원을 넘어선다. 자외선으로부터 철저하게 보호된 피부의 경우 이미 광노화된 부위가 6~12개월 후 확연히 개선된 것을 보여주는 연구 결과가 있었다. 자외선 차단제를 바르게 한 실험군과 그렇지 않은 실험군을 비교했는데, 그 결과 꾸준히 자외선 차단제를 바른 쪽에서 노화 피부가 24% 개선된 것으로 나타났던 것이다.

자외선 차단 원리

모든 자외선 차단제가 동일한 성분, 동일한 원리를 이용하는 것은 아니다. 자외선 차단의 원리는 크게 물리적인 자외선 차단(반사)과 화학적인 자외선 차단(흡수)으로 나뉜다.

UV 차단 원리 1 　반사(물리적인 자외선 차단)

피부에 얇은 돌가루의 막을 입혀 자외선을 반사시키는 원리다. 물리적 자외선 차단 성분은 티타늄디옥사이드와 징크옥사이드 두 가지로 나머지는 모두 화학적 자외선 차단 성분이라 할 수 있다.

　이들은 UVA와 UVB를 동시에 차단하고 적외선까지 차단하며 어느정도의 방수 효과도 있다. 피부자극이 적어 유아, 어린이 등 민감한 피부에도 사용할 수 있다. 단점은 함유량이 높아질수록(높은 SPF 지수) 백탁 현상이나 모공 막힘, 끈적임 등의 불편함을 느낄 수 있다. 함유량이 적은(SPF 30 이하) 제품은 사용감은 산뜻하나 UVA 차단(PA+, PA++)이 미흡한 경우가 많다.

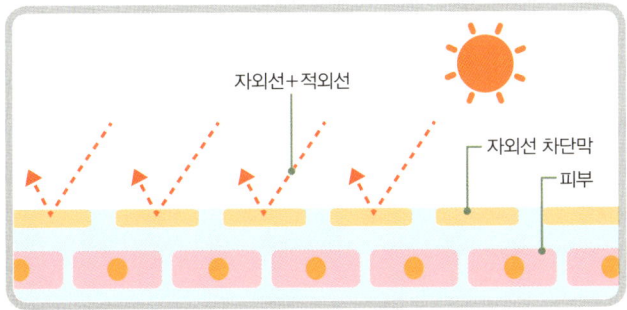

> **Pro's Tip**
>
> 위에서 말한 두 성분 가운데 UVA/B의 영역을 모두 차단하는 성분은 징크옥사이드다. 티타늄디옥사이드는 UVB와 UVA의 짧은 파장을 차단하는 데 더 효과적이다. 그러므로 물리적 자외선 차단 성분으로만 되어 있는 제품을 선택한다고 할지라도 티타늄디옥사이드 단독 제품보다는 징크옥사이드와의 혼합 제품 혹은 징크옥사이드 단독 제품을 선택하는 것이 더 효과적이다.

UV 차단 원리 2 흡수(화학적인 자외선 차단)

자외선을 흡수하여 피부에 무해한 열에너지로 전환함으로써 자외선을 소멸시키는 원리다. 화학적 자외선 차단 성분으로는 ~신나메이트, 옥토크릴렌, 부틸 메톡시디벤조일메탄(아보벤존), 벤조페논-3(옥시벤존) 등이 있다. 투명한 사용감과 산뜻함, 다양한 제형(젤 타입)이 가능하다는 등의 장점이 있으며, UVA만 효과적으로 차단하는 성분들이 있기 때문에 이들 성분을 채택할 시 SPF 20 정도의 낮은 지수에서도 우수한 UVA 차단이 가능하다. 단점으로는 각각의 성분이 자외선의 일부분만을 차단하고 단독 사용으로는 광안정성이 떨어지는 경우가 많아 여러 성분을 혼합해 사

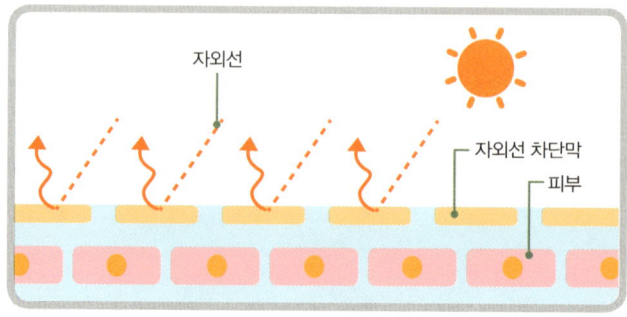

용해야 한다는 점이다. 또 화학적인 작용으로 화끈한 느낌이 나거나 피부가 간지럽거나 눈이 시리는 등의 부작용이 있을 수도 있다.

> **Pro's Tip** 어떤 자외선 차단제를 선택해야 할까?
>
> 인터넷을 보면 화학적 자외선 차단 성분은 피부에 위험하며, 발암성분이 포함되어 있기 때문에 되도록 물리적인 자외선 차단 성분이 든 자외선 차단제를 사용하라는 얘기가 있다. 물론 과학적으로 근거가 희박한 소문에 불과하다. 각각의 자외선 차단 성분은 장점과 단점을 골고루 가지고 있기 때문이다. 시중의 자외선 차단제는 100% 물리적 자외선 차단 성분, 100% 화학적 자외선 차단 성분, 물리적+화학적 자외선 차단 성분 혼합형 이렇게 세 종류가 판매되고 있으며 혼합형이 가장 일반적이다. 혼합형은 각각의 자외선 차단 성분이 가지는 장점은 취하고 단점은 보완하였기 때문에 자외선 차단 성분에 익숙하지 않은 소비자들에겐 가장 무난한 선택이 될 수 있다.

SPF와 PA는 정확히 무슨 뜻일까?

자외선 차단제는 단순히 태양광에 의한 화상만 막아주는 것이 아니라 피부 노화, 피부암까지 예방해준다. 따라서 자신이 구입하는 자외선 차단제가 UVA, UVB를 효과적으로 차단해주는지 확인하는 것은 매우 중요하다. 물론 가장 정확하게 확인할 수 있는 방법은 성분표를 확인하는 것이겠으나, 자외선 차단제는 친절하게도 SPF와 PA라는 차단지수를 이용해 소비자들에게 자외선 차단 정도를 알려준다. 하지만 아직도 이들 지수가 정확히 무엇을 의미하는지 모르는 사람들이 많다.

SPF Sun Protection Factor란?

SPF는 자외선 중에서 UVB의 차단 정도를 알려준다. UVB는 여름에 특히 강하며 선번, 홍반 등을 일으킨다. 예전에는 SPF 60~100인 자외선 차단제도 종종 볼 수 있었으나 현재는 대부분의 국가에서 SPF 50 이상의 지수는 SPF 50+로 표시하도록 규정하고 있다. 그런데 의외로 많은 사람들이 SPF 30, SPF 50 등 숫자로 나타내는 차단지수를 자외선을 차단하는 시간의 개념으로 알고 있다. 예를 들어 SPF 30인 자외선 차단제의 경우 15분에 30을 곱해 450분 동안 자외선을 차단해준다는 식이다. 이는 잘못 알려진 것으로 실제 SPF는 UVB를 차단해주는 양적인 개념으로 보는 것이 더 정확하다.

- **정확한 SPF의 의미: 자외선의 양적인 차단**

    SPF 15 = 14/15 = 93% 자외선 차단, 자외선의 1/15(7%)은 피부 침투

    SPF 30 = 29/30 = 97% 자외선 차단, 자외선의 1/30 (3%)은 피부 침투

    SPF 50 = 49/50 = 98% 자외선 차단, 자외선의 1/50 (2%)은 피부 침투

    SPF 90 = 89/90 = 98.8% 자외선 차단 , 1/90 (1.2%) 은 피부침투

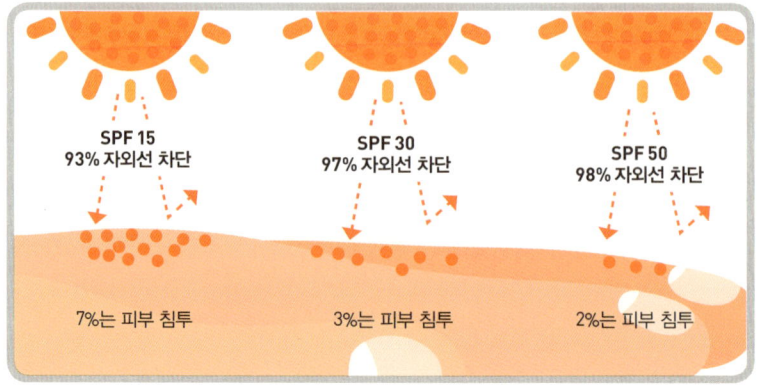

SPF 15와 SPF 50은 자외선 차단에 있어 5%의 다소 큰 차이를 보이지만, SPF 50과 SPF 90은 불과 0.8%밖에 차이가 나지 않는 것을 알 수 있다. SPF 50 이상이 되면 자외선 차단 효과 차이가 거의 없음에도 소비자들은 SPF 100이 SPF 50의 2배가 되는 차단 능력을 가지고 있을 것이라는 잘못된 기대를 하게 된다. 이것을 방지하기 위하여 아시아, 미국 등 대부분의 국가에서는 자외선 차단지수를 SPF 50+(호주는 SPF 30+)로 한정하여 SPF 50 이상의 제품들이 무의미한 숫자 경쟁을 하지 않도록 관리하고 있다.

PAProtection Grade of UVA란?

PA는 한국과 일본을 비롯해 아시아 국가에서 유통되는 자외선 차단제에 사용하는 UVA 차단지수다. 뒤에 +가 많이 붙을수록 UVA 차단지수는 높아진다. UVA는 UVB보다 20배 정도 더 강하고 피부 깊숙이 침투해 주름과 기미, 주근깨를 생기게 한다.

PA에 대해 설명을 하기에 앞서 일단 PPDpersistent pigment darkening(지속적 색소침착)에 대해 먼저 알아야 한다. PPD는 프랑스를 중심으로 유럽에서 유통되는 자외선 차단제에서 표시하는 UVA 차단지수다. PPD 다음에는 숫자가 표시가 되는데 이 숫자가 높을수록 UVA 차단 효과가 높아진다. PA+, PA++, PA+++는 이 PPD를 UVA 차단 효과의 단계별(약함, 중간, 강함)로 재구성한 방식이라 할 수 있다.

PA+: PPD 2~4 미만

PA++: PPD 4~8 미만

PA+++: PPD 8~16 미만(한국은 PA+++까지만 허용)

PA++++: PPD 16~32 미만(일본에서는 2013년부터 시행 중)

내 자외선 차단제는 UVA를 효과적으로 차단하고 있을까?

만약, 내가 사용하고 있는 자외선 차단제의 UVA 차단지수가 PA+++이면 완벽히 UVA를 차단하는 것으로 안심하고 사용할 수 있을까? 답은 '그렇지 않을 수도 있다'이다. 그렇다면 두 가지 자외선 차단제가 있는데 모두 PA+++라면 이 둘의 UVA 차단 기능은 동일할까? 이 경우 역시 답은 '그렇지 않을 수도 있다'이다.

유럽의 자외선 차단 기준을 보자면 효과적인 UVA/B 차단을 위해선 UVA 차단지수인 PPD가 UVB 차단지수인 SPF의 1/3 이상이어야 한다. 이 말은 SPF 30의 경우는 PPD 10 이상(PA+++), SPF 50+의 경우 PPD 16(PA++++) 이상을 넘겨야 효과적인 UVA 차단이 된다는 말이다.

일본의 경우 올해부터 PA++++가 도입되어 SPF 50 이상의 자외선 차단제에 PA++++ 표시를 하고 있지만(예를 들어 '시세이도 아네사 UV 선스크린 A+'의 자외선 차단 지수는 SPF 50+/PA++++이다), 한국에서는 아직 PA+++가 최고 지수이기 때문에 PPD가 8이건 30이건 모두 PA+++로만 표기가 된다. 심지어는 시중에 나와 있는 자외선 차단제는 SPF 지수 대비 최소 PA+++이 되어야 함에도 그 기준에 부합하지 못하는 것들도 많다. 예를 들어 에뛰드의 '선프라이즈 내추럴 코렉터'를 살펴보면 SPF 42/PA++로 적혀 있다. SPF 42라면 PPD가 14 이상(PA+++)이어야 하는데 이 제품의 경우 PA++에 불과하다. 즉, 충분한 UVA 차단이 안 된다는 뜻이다. 그렇다면 이 제품이 단지 저렴하기 때문에 그런 것일까? 같은 회사제품인 설화수의 자외선 차단기능 데이크림인 '소선보' 역시 SPF 30/PA++로 불완전한 자외선 차단 효과를 가지고 있는 것을 보면 가격과는 그리 상관이 없어 보인다. 내 자외선 차단제가 PA 지수 외에 UVA 차단이 제대로 되고 있는

지를 확인할 수 있는 방법은 몇 가지가 있다. 우선 PPD를 체크해본다. 한국에서 판매되고 있는 유럽 브랜드들 중에는 PPD 정보를 제공하는 브랜드들이 다수 있다.

    ex. 라로슈포제 안뗄리오스 XL크림 SPF 50+/PPD 42
         바이오더마 포토덤 맥스 SPF 50+/PPD 40
         비쉬 까삐딸 쏠레이 벨베티 크림 SPF 50+/PPD 28

또는 성분 함량을 확인해보는 것도 효과적이다. 미국 브랜드의 경우는 성분표의 유효성분란에 자외선 차단 성분과 함유량을 적어놓아야 하는데, 가장 효과적인 UV 차단 성분 중 하나인 아보벤존이 3% 이상 함유되어 있으면서 옥토크릴렌, 옥시벤존 등의 광안정화 성분들이 함께 함유되어 있다면 효과적인 UVA 차단이 된다고 볼 수 있다.

    ex. 뉴트로지나 힐리오플렉스 SPF 50+ (기존 SPF 100 제품)
- 아보벤존 3%
- 호모살레이트 15%
- 옥티살레이트 5%
- 옥토크릴렌 10%
- 옥시벤존 6%

완벽한 자외선 차단을 위한 체크사항 9

1. 정량을 사용한다

자외선 차단제가 SPF 지수를 얻기 위해서는 1cm²에 2mg의 양만큼 자외선 차단제를 도포한 피부에 자외선을 쬐어 조사하는 실험을 하게 되는데, 실험 후 피부의 홍반 결과에 따라 SPF 지수가 결정된다. 따라서 SPF 50의 결과를 얻은 자외선 차단제를 사용할 때 SPF 50의 효과를 100% 얻기 위해서는 최소 2mg/cm²의 두께만큼을 발라야 한다.

그런데 대부분의 사용자들은 정량의 1/3도 채 바르지 않는다. 얼굴에 사용해야 하는 양은 0.8g 내외로 손바닥을 마치 공을 쥐듯 동그랗게 오므렸을 때 가운데의 오목한 부분을 채울 정도에 해당한다. 간혹 산뜻한 느낌을 원해 스펀지 같은 도구를 사용하기도 하는데, 스펀지가 차단제의 반 이상을 흡수해버릴 수 있으니 피한다.

자외선 차단제를 정량보다 더 많은 양을 바르게 되면 자외선 차단 효과는 표시된 SPF 지수보다 더욱 높아질 수 있다. 반대로 SPF 50을 사용하면서 정량의 반만 사용한 뒤 SPF 25의 효과를 기대하는 경우도 있는데, 그렇게 얻을 수 있는 자외선 차단지수는 SPF 25가 아니라 SPF 7이 된다는 점을 명심해야 한다.

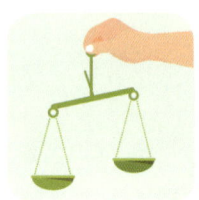

2. 외출하기 30분 전에 발라준다

외출을 하는 경우에는 적어도 30분 정도의 시간을 주어 자외선 차단제가 피부에 흡수되도록 기다려야 한다. 피부에 흡수되는 화학적 자외선 차단제뿐 아니라 피부 표면에 도포되는 물리적 자외선 차단제의 경우에도 마찬가지다. 물리적 자외선 차단제 역시 바른 직후에는 밀림이나 유분의 번들거림 등이 나타나므로 피부에 어느 정도 매트하게 세팅이 될 때까지는 외출을 하지 않는 것이 좋다.

3. 2~3시간마다 덧바른다

지금 사용하는 자외선 차단제가 SPF 30이든 SPF 50이든 반드시 2~3시간마다는 덧발라야 그 SPF 지수에 해당하는 자외선 차단 효과를 얻을 수 있다. 자외선 차단 성분은 땀과 피지 그리고 자외선에 의해서 서서히 분해되기 때문이다. 간혹 "저는 땀을 잘 흘리지 않는데요?"라고 반문하는 사람도 있는데, 여기서 말하는 땀이란 눈에 확연히 보이지 않는, 수증기와 같은 땀을 의미한다.

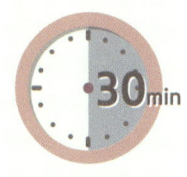 

4. 물에 젖은 피부는 충분히 물기를 닦고 바로 덧발라준다

방수기능이 있는 자외선 차단제라도 물에서 나온 즉시 덧발라주는 게 좋고, 땀을 많이 흘린 경우에도 타월로 물기를 닦은 후 즉시 덧발라주어야 한다. 피부가 젖어 있는 상태에서 자외선 차단제를 바르면 자외선 차단제가 물에 의해 희석되어 제대로 기능하기 어렵다. 그러므로 충분히 물기를 닦고 발라주도록 한다.

5. 피부과 시술이나 여드름약을 복용하고 있다면 더욱 철저히!

프락셀, IPL과 같은 피부과 시술, 여드름 치료제인 로아큐탄과 스티바 A, 클리니컬 스킨케어 성분인 AHA, BHA, 레티놀의 공통점은? 바로 피부를 자외선에 민감한 광민감 상태로 만든다는 것이다. 시술로 인해 손상을 입은 피부 속에서는 항산화 성분들이 손상된 세포의 복원과 재생에 소모되는데, 이때 적절한 자외선 차단이 이루어지지 않으면 항산화 성분들이 피부 표면의 유해요소를 방어하는 데까지 그 힘을 할애해야 한다. 이렇듯 피부재생에 필요한 영양소가 분산되면 결국 재생 속도는 더뎌질 수밖에 없다.

 자외선 차단을 철저하게 하지 않으면 레이저 시술을 하고 나서 피부가 더 예민해지거나, 혹은 레이저 시술을 하고 나서 기미가 더 짙어지는 최악의 결과로 이어질 수 있으니 더욱 신경을 써야 한다.

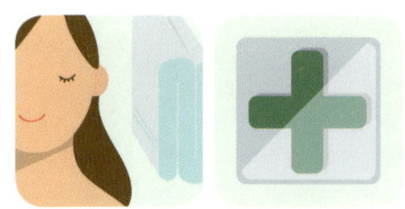

6. 자외선이 가장 강한 시간대에는 외출 자제를!

자외선이 가장 강렬해지는 계절은 여름이며, 시간대는 아침 10시부터 오후 3시까지다. 만약 이때 외출을 해야 한다면 외출 전 다시 한번 자외선 차단제를 덧바르도록 한다. '잠깐 10분 정도 나가는 건데 괜찮겠지?' 하는 안일한 생각은 금물이다. 단지 몇 분의 자외선 노출에도 이것이 수년간 축적되면 조기노화의 원인이 된다. 15만 원이 넘는 고가의 화이트닝 에센스, 안티에이징 에센스 사용이 단 10분만에 도로아미타불이 될 수 있음을 명심하자.

7. 아웃도어 활동을 즐긴다면 겨울에도 철저하게!

겨울철에는 자외선 걱정을 덜해도 되지 않을까? 스키장에 다녀와 고글의 모양대로 얼굴이 탄 경험이 있는 사람은 그런 말을 하지 못할 것이다. 고도가 30m 올라갈 때마다 자외선의 강도는 4%씩 상승한다. 그러므로 스키장의 꼭대기라면 자외선은 최대 20%까지 높아질 수 있다. 거기에 더하여 눈은 자외선을 거의 80~90% 반사한다는 사실을 명심해야 한다.

8. 실내, 흐린 날에도 방심은 금물

창문과 구름은 자외선을 20~40% 정도 밖에 차단하지 못한다. 실내에 있더라도 암막커튼을 치지 않는 이상 UVA는 70% 가까이 그대로 실내로 들어온다. 실내생활을 주로 하는 주부일지라도 자외선 차단제를 꼬박꼬박 발라야하는 이유다.

9. 자외선 차단제 하나에만 의지하지 않는다

자외선 차단제를 정량 사용하고, 2~3시간마다 덧바른다는 것은 생각보다 훨씬 어려운 일이다. 보다 철저하고 완벽한 자외선 차단을 위해서는 넓은 챙의 모자, 선글라스 등 자외선을 추가로 차단할 수 있는 도구를 이용하는 것이 좋다. 또 해변에서 피서를 즐기는 사람들 중 몸에 자외선 차단제를 바르지 않고 얇은 거즈 형태의 티셔츠나 가디건 등을 입는 이들을 볼 수 있는데 이러한 얇은 직조의 패브릭은 UV 차단효과가 SPF 5~7 정도에 불과하다. 즉, 피부 노화를 가져오는 UVA차단은 거의 되지 않는다고 볼 수 있다. 게다가 셔츠가 물에 젖는다면 차단효과는 SPF 2~3으로 더욱 떨어진다. 물속에 들어가는 경우는 높은 자외선 차단 효과가 있는 래시가드rash guard를 입도록 한다.

··· **Ask Winnie**

SPF 50의 자외선 차단제를 정량의 1/2만큼 바르면 SPF 25가 되나요?

Q. 자외선 차단제를 정량대로 발라야한다는 것은 익히 들어서 잘 알고 있지만 정량을 다 바르는 게 너무 어려워요. 백탁현상과 끈적임도 고민되고요. SPF 50의 자외선 차단제를 정량의 1/2만 바르면 적어도 SPF 25의 효과는 되지 않을까요?

A. **SPF 50의 자외선 차단제를 반만 바르면 SPF 12가 됩니다.**

높은 SPF 지수일수록 백탁현상이나 끈적임 등 사용에 불편함을 주는 요소들이 많습니다. 그렇다고 적게 바르면 그 효과는 급격히 떨어지죠. 제곱근의 형태로 떨어지기 때문에, 정량의 1/2을 바르게 되면 실제 기대할 수 있는 SPF 지수는 SPF 25가 아닌 SPF 50의 1/4 즉 SPF 12가 됩니다. 하지만 낮은 자외선 차단지수라 할지라도 정량보다 더 많이 바르게 되면 제품에 쓰인 SPF 지수보다 효과는 더 높아집니다. 그러므로 SPF 20~30 제품을 선택해서 넉넉히 바르는 것도 한 방법이죠.

그렇다면 자외선 차단 기능이 있는 제품을 겹쳐 바르게 될 때는 어떻게 될까요? 단독으로 사용할 때보다 자외선 차단기능은 좀더 좋아질 수 있어요. 하지만 겹쳐 바른다고 해서 차단 정도가 크게 달라지는 것은 아니에요. 즉, SPF 20+SPF 30=SPF 50이 되는 것이 아니라 SPF 35~40 정도를 기대할 수 있는 거죠. 물론 이것은 겹쳐 바르는 제품을 각각 정량대로 사용할 때의 얘기로, 정량대로 바르지 않는다면 결국 두 가지 제품을 덧발라도 SPF 15 정도에도 미치지 못할 수도 있어요. 자외선 차단제는 하나를 바르더라도 제대로, 정확한 양을 사용하는 것이 중요합니다.

Special Skin Care

3

진짜 화이트닝을 위해
당신이 꼭 알아야 할 것들

해마다 패션 잡지 2월호의 광고란은 미백 화장품 광고가 80% 이상을 채우다고 해도 과언이 아니다. 포토샵으로 만든, 백지에 가까운 흰 피부를 뽐내는 모델 사진을 내세워 이 제품만의 특수한 성분들이 당신의 피부를 환하고, 투명하며, 잡티 없이 만들어줄 거라고 약속한다. 하지만 모델과 화장품 회사들이 광고하는 신성분만 바뀌었을 뿐 이런 광고는 작년이나 5년 전의 광고와 크게 다르지 않다.

미백 화장품은 내 피부에 있는 기미와 잡티를 지우개처럼 지워주는 화장품도, 23호 팩트를 사용하는 내 피부를 21호 팩트를 사용하게 만들어주는 화장품도 아니다. 무엇보다도 식약처로부터 미백 기능성 화장품으로 인정받는 데는 이러한 '획기적인 신성분'은 아무런 역할도 하지 못한다.

화이트닝 화장품의 원리 제대로 알고 있나요?

햇빛에 노출된 피부가 어둡게 태닝되는 것은 피부가 자외선이란 자극요소를 감지하면서 멜라닌이라는 피부보호 역할을 하는 색소를 만들어내기 때문이다. 10대에는 햇빛에 오랫동안 노출이 되어도 그을리거나 혹은 주근깨가 짙어지는 정도로 그치지만, 20대 후반~30대에 접어들면 호르몬의 불균형(피임약 복용, 임신, 수유)이 더해져 기미 검버섯과 같은 보다 심각한 색소침착이 나타나게 된다. 이러한 색소침착 과정에는 티로시나아제 효소가 피부 속 멜라닌 형성에 매우 중요한 작용을 하게 되는데, 화이트닝 화장품의 성분들은 바로 티로시나아제의 활성화를 억제해 결과적으로 멜라닌이 생성되는 것을 막는 기능을 한다. 그렇다면 식약처에서 인정하는 미백 기능의 유효성분은 어떤 것들이 있을까?

대표적인 식약처 미백 고시 성분

- **니아신아마이드(비타민B3)**

한때 미백 기능성 화장품들은 거의 알부틴을 사용하였으나 2~3년 전부터 많은 화장품 회사들이 니아신아마이드를 사용하고 있다. 니아신아마이드는 제품 당 2~5%의 사용이 가능하다. 함께 쓰면 효과적인 성분으로는 판테놀·판테노익 애씨드(프로비타민B5), 글리세린, N-아세틸글루코스아민을 들 수 있다.

　판테놀(판테노익 애씨드)과 함께 사용하면 항염 효과와 수딩·힐링 효과를 높여줘 얼룩덜룩한 피부톤이 안정화된다. 글리세린과 함께 사용하면 피부의 수분 보유력이 높아진다는 연구결과가 있으며, 히알루론산, 세라마이드 등의 수분공급 성분들과도 잘 융화되어 '화이트닝 제품은 건조하다'라는 말도 이제 옛이야기가 되었다. 니아신아마이드가 들어 있는 제품으로는 '에뛰드 수분 가득 화이트 트리플 액티브 에센스', '바닐라코 잇 래디언트 브라이트닝 세럼', 'SK-Ⅱ 셀루미네이션 에센스 EX' 등이 있다.

● **알부틴**

하이드로퀴논의 전 단계 물질로 피부 속에서 효소에 의해 하이드로퀴논으로 전환되어 피부 미백 효과를 내는 성분이다. 제품 당 2%의 사용이 가능하다. 닥나무, 감초추출물, 멀베리(닥나무, 뽕나무), 베어베리(월귤나무) 추출물 등 알부틴의 원료가 추출되는 천연성분들과 함께 표시되는 경우가 많다. 알부틴이 들어 있는 제품으로는 '미샤 나이트리페어 사이언스 액티베이터 세럼', '미키모토 화이트닝 트리트먼트 에센스' 등이 있다.

● **비타민C**

식약처에서 미백 고시 성분으로 인정한 비타민C는 총 네 가지로 모두 비타민C 유도체로 이루어져 있다. 순수 비타민C와는 달리 안정성이 높으며 중성 pH에 활성화되어 피부 자극이 적다는 장점이 있다. 하지만 동시에 유도체는 피부 내에서 순수비타민C로 전환이 되어야 비로소 미백 효과를 얻을 수 있기 때문에 얼마나 잘 전환되느냐가 미백 효과의 관건이라 할 수 있다. 각각의 사용량은 아스코빌 글루코사이드가 2%, 에칠아스코빌에텔이 2%, 아스코 빌테트라소팔미테이트가 2%, 마그네슘 아시코빌포스페이트가 3%이다.

미백 기능 유효성분으로 에칠 아스코르빌에텔을 사용하는 제품으로는 '키엘 클리얼리 코렉티브 다크스팟 솔루션', '끌레드 뽀 보떼 세럼 블랑 프레씨유'를 들 수 있고, '이니스프리 에코 사이언스 화이트C 더블 세럼'과 '라메르 화이트닝 에센스 인텐스'는 아스코빌 글루코사이드를 사용한다.

● **그 밖의 효과적인 미백 성분**

코직애씨드를 들 수 있다. SK-II 광고를 보면 늙은 주조사의 손이 몹시 깨끗한 것에서 피테라가 출발했다고 나온다. 하지만 이 전설(?)의 원조는 코직산. 일본에서 시작된 미백 성분으로 일본 술인 사케를 만들 때 쓰이는 엿기름의 발효과정에서 나오며, 주조사들의 손에 잡티가 없었던 데서 발견된 성분이다. 이를 이용한 제품으로는 '코스메 데코르테 화이트 로지스트 스팟 컨센트레이션', '라로슈포제 멜라-D 피그먼트 컨트롤' 등이 있다.

미백 기능성 화장품이 할 수 있는 것 vs 할 수 없는 것

미백 성분들에 대한 오해 중 하나가 이들 성분들이 피부에 침투해 이미 생성된 색소를 분해하고 녹이는 작용을 한다고 믿는 것이다. 하지만 화이트닝 화장품 본연의 역할은 더 이상 색소침착이 생기지 않도록 멜라닌 형성을 억제하는 것뿐이다. 이미 생성된 멜라닌 색소는 각질제거제를 이용하여 피부로부터 탈락되도록 유도하는 것이 최선의 방법이다. 그렇기 때문에 많은 화이트닝 제품들이 멜라닌 억제 성분과 함께 각질제거 성분(AHA, BHA)을 함께 함유하고 있으며, 그렇지 않은 경우는 클렌저, 토너, 에센스 단계에서 각질제거 기능이 있는 제품을 함께 사용하도록 권장하고 있다.

- **가능한 일**

    투명감 상승: 각질제거 성분 + 수분공급 성분

    피부 광채: 반짝임이 있는 돌가루 성분 (ex. 마이카)

    색소침착 감소: 각질제거 성분

    색소침착 예방: 화이트닝 성분

- **불가능한 일**

    타고난 피부색 변화

    이미 생성된 기미와 잡티 제거

Pro's Tip **복합 미백 성분 제품 선택하기**

각각의 미백 성분들은 멜라닌이 형성되는 각각의 단계에서 조금씩 다른 부분에 작용한다. 그렇기 때문에 미백 화장품을 선택할 때도 멜라닌 형성의 각 단계마다 막는다는 생각으로 단일 미백 성분으로만 되어 있는 제품보다는 다양한 미백 성분이 함께 함유된 제품을 선택한다.

  ex. 메리케이 멜라셉 다크스팟 세럼: 아스코르빌 글루코사이드 + 니아신아마이드

또한 멜라닌의 형성을 막는 것뿐 아니라 이미 생성된 멜라닌을 없애는 것도 중요하므로 사용하고 있는 미백 제품에 각질제거 성분이 함유되어 있지 않다면 저녁 스킨케어 단계에 각질제거 성분인 AHA, BHA가 함유된 제품을 함께 사용하는 것도 효과적이다.

  ex. 2SOL 두나 보들보들 바하젤: 0.5% 살리실릭애씨드(BHA)
    디올 스노우화이트 리빌 와이프 오프 젤: 살리실릭애씨드(BHA) + 락틱애씨드(AHA)

Special Skin Care

4

주름개선 화장품으로
딱 3년만 젊어지자

피부 노화는 진피층 콜라겐의 붕괴와 엘라스틴의 경직과 같은, 오랜 기간 축적되어온 진피층 손상의 결과로 나타난다. 식약처에서 노화 피부를 위한 기능성 화장품을 주름개선 기능성 화장품이라 이름을 지었지만 진피층의 노화는 단순히 주름 하나로 나타나는 것은 아니다.

건성피부의 경우는 피부 표면의 잔주름을 기반으로 노화성 주름이 가시화되는 반면, 지성피부는 상대적으로 주름이 잘 나타나지 않는 대신 피부의 탄성이 떨어지면서 모공이 두드러지게 확장된다. 이러한 모든 노화의 징후를 관리해주는 제품이 바로 주름개선 기능성 화장품이며, 얼마나 효과적으로 콜라겐 합성을 이루는지가 제품의 효능을 결정하는 관건이라 할 수 있다. 주름개선 기능성 화장품 역시 다른 화장품과 마찬가지로 진피층으로 침투하는 것은 불가능하다. 지우개처럼 주름을 없애는 것은 더더욱 있을 수 없는 일이다. 하지만 나노캡슐과 같은 전달체계, 세포간대화 성분의 개발 등으로 진피층의 콜라겐 재합성을 촉진시킬 수 있는 방법이

밝혀지면서 가장 빠른 발전을 보이고 있는 분야 중 하나라고 할 수 있다.

대표적인 식약처 주름개선 고시 성분

❶ 아데노신

제품 당 사용량이 0.04%이며 유전자인 DNA를 구성하는 요소 중 하나다. 레티놀이나 AHA와 같은 안티에이징 성분과는 달리 광민감이나 표피자극을 일으키지 않기 때문에, 사용시간대에 구애받지 않는 가장 피부 안전성이 뛰어난 안티에이징 성분이기도 하다.

그러나 안티에이징 효과가 크게 두드러지지 않아 외국의 안티에이징 화장품에는 많이 사용되지 않는다. 그래서 국내외 주름개선 기능성 인증 화장품들을 보면 대부분 다른 성분들을 안티에이징의 유효성분으로 적용하고 아데노신은 식약처에서 기능성 인증을 받기 위한 첨가 성분 정도로 사용하는 경우가 많다.

❷ 레티놀

제품 당 사용량이 0.075%(2500 IU)로 피부의 턴오버 주기(28일)를 정상화 시켜준다. 피부 속에서 레티노익애씨드로 변환되어 콜라겐 합성을 촉진하며, 멜라닌 합성을 억제하는 미백 효과가 있다는 연구 결과도 있다.

레티놀이 효과적인 주름개선 성분임에도 불구하고 많은 화장품 회사가 적극적으로 사용하지 않는 이유는 사용 초기에 나타나는 급격한 각질 탈락, 홍반 현상, 가려움, 광민감 등의 자극이 발생하는 경우가 많기 때문이다. 따라서 모든 피부에 쉽게 사용하기에는 어려움이 있는 성분이다. 또한 빛이나 공기와 접촉하면 쉽게 파괴되는 성질 때문에 안정화 기술이 적용되지 않거나 특수 용기에 담지지 않았다면 제품을 개봉하기도 전에 유효성분이 파괴될 가능성 이 있다. 하지만 아모레퍼시픽, RoC, 뉴트로지나 등 레티놀에 관한 기술력을 갖추고 있는 브랜드의 제품을 선택하여 주의를 기울여 사용한다면 어떠한 주름개선 성분보다 가장 우수한 효과를 볼 수 있다.

1. 레티놀은 단독으로 사용하는 것이 가장 효과적이다

레티놀을 사용할 때는 다른 제품과 함께 사용할 필요가 없다. 토너도 불필요하다. '세안→레티놀'의 2스텝이 정석이다. 피부가 건조하다면 레티놀 제품 사용 후에 보습크림을 덧발라주거나 눈 주위에만 아이크림을 사용해주면 된다.

2. 3일 사용 후 하루는 쉬라

주름개선 기능성 인증을 받은 국산 레티놀 제품의 경우 레티놀 함유량이 약 0.075%(2,500IU)로 비교적 저농도이기 때문에 아주 민감한 피부가 아닌 이상 아이크림 겸용의 에센스겸 나이트 크림으로 매일 사용이 가능하다. 하지만 외국의 0.5% 전후의 고농도 제품의 경우에는 주 1~3회 사용으로 피부를 적응시키면서 서서히 사용 횟수를 늘려나가야 한다. 아주 튼튼한 피부를 가지지 않은 이상 3일 연속으로는 사용하지 않는 것이 좋다. 첫째 날과 둘째 날은 '세안→레티놀'의 2스텝으로 사용했다면 셋째 날은 세안 후 고보습크림만 발라준다. 이렇게 기능성 케어와 휴식 겸 보습 충전을 번갈아해준다.

3. 마른 피부에 사용해야 한다

일반적인 에센스나 크림은 세안 직후 피부가 촉촉한 상태에서 사용할 때 가장 좋은 효과를 얻을 수 있으나, 레티놀은 세안 및 샤워 후 피부 각질이 약해진 상태에서 사용하면 피부 자극이 강해질 수 있다. 세안 직후 눈 주위에 아이크림을 먼저 바르고, 약 5분 정도 후에 모공이 닫히고 피부가 정상화될 때까지 기다린 다음 레티놀크림을 발라준다.

4. 저녁에 사용하는 것이 좋다

흔히 레티놀은 낮에 사용해서는 안 되는 성분으로 알려져 있지만 실제로는 자외선 차단을 충분히 잘 해준다면 낮에도 사용할 수 있다. 하지만 다른 화장품과의 혼합 없이 단독으로 사용할 때 가장 효과적인 성분이기 때문에 되도록 저녁에 깨끗이 세안한 피부에 사용하기를 권한다. 안티에이징 효과를 좀더 보기를 원한다면 '레티놀(비타민A)+판테놀(프로비타민B5)'의 시너지 효과를 노리자. 판테놀은 레티놀 제품 사용 시 턴오버 촉진 효과로 나타날 수 있는 급격한 각질 탈락 증상을 완화시켜 줄 수 있는 표피 힐링 효과가 우수하므로, 레티놀 휴식기 동안 사용할 세럼 및 크림의 유효성분으로 적합하다.

그밖에 주목해야 할 안티에이징 성분

❶ 효모

주 기능은 항염과 표피 보습 강화다. 연구자료가 적은 만큼 미백과 안티에이징에 대한 효능은 다소 과대포장된 부분이 많은 편이다. 효모를 내세운 많은 제품들의 성분들을 보면 대체로 항염과 보습효과가 높은 성분들을 함께 사용하고 있기 때문에 그 효과가 과연 효모에서 온 것인지 다른 성분들로부터 온 것인지 가늠하기 어렵다.

예를 들어 SK-II의 경우 피테라(갈락토미세스)를 항염 & 미백 & 수분공급 성분인 니아신아마이드(비타민B3)+판테놀(프로비타민B5)과 함께 사용하는데, 이 비타민B3, B5의 결합은 SK-II의 모회사인 P&G의 시그니처 안티에이징 성분으로 같은 계열사인 올레이의 안티에이징 & 미백 라인의 주성분이기도 하다. 로레알(로레알, 랑콤, YSL) 계열은 비피다발효용해물을 보습 성분인 글리세린과 언제나 나란히 배치하므로 피부 유연과 보습효과는 효모 성분이라기보다는 글리세린의 보습효과일 가능성이 높다.

❷ 펩타이드

펩타이드란 2개 이상의 아미노산이 결합된 아미노산 사슬을 의미한다. 펩타이드는 신체의 생체활동을 조절하는 다양한 기능을 수행하게 되는데 세포의 메신저로서 각 세포들에게 생체활동을 지시한다. 이것에 착안하여 안티에이징 화장품에서는 합성된 펩타이드를 피부에 침투시킴으로써 피부 속에서 다양한 재생, 항노화 기능이 일어나도록 유도한다. 또한 AHA나 레티놀 성분과는 달리 피부에 자극이나 각질 탈락 같은 불편한 사용감을 유발하지 않고 다양한 제형에서 우수한 활성을 보여주기 때문에 에센스에서부터 크림까지 폭넓게 활용된다.

아미노산이 결합된 수에 따라 다이(2), 트라이(3), 테트라(4), 펜타(5), 헥사(6) 등의 이름이 붙으며 각각의 안티에이징 기능이 달라지기 때문에 연령대와 노화의 징후에 따라 선택하는 것도 한 방법이다. 펩타이드 성분은 제조사에 의한 트레이드 네임으로 많이 불리기 때문에 펩타이드명과 트레이드 네임을 동시에 알아두는 것이 좋다.

주요 펩타이드 성분

1. 다이 펩타이드 주로 아이케어 제품에서 찾을 수 있다. 림프 순환 촉진, 항염 작용을 하며 아이백과 다크서클 완화의 기능을 가진다. 트레이드 네임은 '아이리스'이다.

2. 팔미토일 올리고펩타이드 & 팔미토일 테트라펩타이드-7 콜라겐 형성세포로 하여금 피부가 손상되었다고 감지하도록 착각을 일으키는 펩타이드다. 실질적인 피부 손상이 없어도 콜라겐 형성세포는 새로운 콜라겐을 적극적으로 만들어내게 된다. 탄력이 떨어지기 시작하는 30~40대의 탄력 에센스와 크림에 많이 사용되며, 트레이드 네임은 '매트릭실 3000'이다.

3. 아세틸 헥사펩타이드 근육의 움직임을 둔화시켜 주름생성을 억제하기 때문에 바르는 보톡스란 별명으로 더 많이 알려져 있다. 주로 40~50대 이상의 리프팅 에센스와 크림에 사용된다. 트레이드 네임은 '아지렐린'이다.

> **Pro's Tip**
>
> 리프팅 기능의 펩타이드 에센스의 경우 피부의 팽팽한 긴장감을 더하기 위해 카페인 등을 함유하기 때문에 피부를 뻣뻣하고 건조하게 만드는 경우가 많다. 이 건조감이 불편하다면 주름 사이사이에 수분 볼륨감을 줄 수 있는 히알루론산 성분의 필러 화장품을 함께 사용하도록 한다.

Ask Winnie

레티놀, 임신부가 사용해도 안전한가요?

Q. 레티놀(비타민A)이 들어간 화장품은 임신부가 사용하면 태아가 위험할 수 있기 때문에 사용하면 안 된다고 들었어요. 사실인가요?

A. 임신부도 레티놀 화장품을 사용할 수 있어요.

여드름 치료제에 사용하는 처방약물인 '로아큐탄'이 비타민A 성분이며 태아의 기형을 유발할 가능성이 있기 때문에 레티놀 역시 위험하다는 인식이 널리 퍼져있는데요. 로아큐탄은 복용을 하는 경구용 약물이며 처방전이 필요한 약물이라는 점에서 피부에 바르는 레티놀과는 신체에 미치는 영향력에 엄청난 차이가 있어요. 레티놀이 태아에 영향을 미치기 위해서는 그 성분이 고농도 상태로 혈관에 침투해야 하는데 피부에 도포하는 레티놀 화장품이 체내 흡수되는 양은 최대 2% 전후인 것으로 알려져 있거든요. 실제로 미국 FDA의 연구결과에 따르면 레티놀이 피부에 흡수되는 정도, 즉 경피흡수율은 1.3% 이하로 밝혀졌고요. 따라서 피부에 바르는 것에 의한 기형아 유발 가능성은 매우 낮다고 할 수 있죠.

하지만 임신기간에는 호르몬의 변동 등으로 피부의 민감도도 크게 달라질 수 있어요. 지금껏 레티놀 화장품을 사용하지 않다가 임신 후부터 사용하고자 한다면, 굳이 고농도의 제품으로 피부 상태가 나빠질 수 있는 위험을 안고 시작하는 건 권하는 바는 아니에요.

*

피부와 화장품에 대해 자세히 알았다면 이제부터는
피부 관리를 위해 본격적으로 홈 케어를 시작해보자.
'스마트 홈 케어'는 정확한 미용기구와 체계적인 계획에 따라 스스로
자신의 피부를 관리하는 것을 말한다. 내 피부의 문제점과
이를 해결할수 있는 스킨케어 방법을 안다면
마치 에스테틱을 자신의 집으로 옮겨온 것과 같은 효과로 비용은 훨씬 덜 들이며
피부 문제를 교정하고 노화를 예방할 수 있다.

Chapter 05

돌입,
스마트 홈 케어!

Special Skin Care

1

홈 케어를 정복하려는 자, 클렌저부터 잘 골라라

"잘 고른 클렌저 하나 열 에센스 안 부럽다." 내가 클렌저 선택의 중요성을 강조할 때마다 늘 하는 말이다. 그러나 자신에게 딱 맞는 클렌저를 선택하는 것은 그리 쉽지 않다. 1년 내내 똑같은 온도와 습도를 가진 환경에 비비크림 하나만 바르고 사는 여성이 아니고서야 계절과 신체 컨디션에 따라 피부는 끊임없이 변하고 메이크업도 달라지기 때문이다.

그래서 나는 다양한 클렌저를 갖추라고 권한다. 피지 세정력에 따라서, 혹은 메이크업 제거력에 따라서 거품이 풍성한 클렌저 혹은 거품이 적은 클렌저를 3~4가지 갖추고 있다면 어떤 피부 상태에서도 내게 가장 잘 맞는 클렌저를 선택할 수 있기 때문이다.

클렌저에 대한 선입견을 버려라

이중세안에 익숙한 여성들은 거품이 없는 세안제, 즉 클렌징워터, 클렌징 티슈, 클렌징밀크, 클렌징오일 등을 메이크업을 지우는 1차 세안제로 생각한다. 이런 제품으로 1차 세안을 한 후 다음 단계에서 거품이 나는 세안제로 다시 한번 닦아야 제대로 된 마무리라고 믿는다. 하지만 이것은 어디까지나 한국의 화장품 회사들이 만들어낸 잘못된 정보에 불과하다.

특별히 제품명에 메이크업 리무버나 자외선 차단 전용 클렌저라고 명시되어 있지 않은 한 모든 클렌저는 단독으로 사용할 수 있다. 화장솜에 적셔 메이크업과 피부 위의 오염 물질을 제거한 후 바로 스킨케어로 들어갈 수 있는 클렌징워터나 물 세안 후 촉촉한 편안함을 주는 클렌징밀크는 건성과 민감성 피부를 위한 훌륭한 세안제로 유럽에서 인기 있는 클렌저다. 클렌징오일 역시 메이크업 제거와 세안을 동시에 할 수 있는 편리한 세안제다.

외국에서는 보통 논포밍 클렌저는 건성용으로 포밍 클렌저는 중지성용으로 분류한다. 그 이유는 포밍 클렌저와 논포밍 클렌저를 구분 짓는 가장 큰 요소가 제품에 사용된 계면활성제의 종류이기 때문이다. 거품을 만드는 계면활성제는 피지를 제거하는 효과는 크지만 건성과 민감성 피부의 경우에는 과도하게 피지를 앗아가 건조를 더욱 유발할 수 있다. 따라서 건성과 민감성 피부는 부드러운 세정력에 피부 표면의 보습 기능을 앗아가지 않는 클렌징밀크 타입이 더 적합하다.

평소의 화장 스타일과 사용하는 자외선 차단제의 종류에 따라 저녁용 클렌저 하나, 적당한 세정력의 부드러운 아침용 클렌저 하나를 기본으로 세정력에 따른 2~3가지 종류의 논포밍 클렌저와 포밍 클렌저를 골고루 갖추는 것이 좋다.

계절에 따라 클렌저를 바꾸어 사용하라

매년 봄이 되면 '황사에 의한 먼지를 깨끗이 씻기 위해서는 이중세안이 필수'라는 식의 기사가 등장하곤 한다. 그러나 건조한 공기에 피부가 간지럽고 예민해지는 때는 씻고 또 씻는 이중세안은 적합하지 않다. 오히려 피부의 유수분 밸런스를 맞춰주고 수딩 성분을 함유한 워셔블 밀크클렌저나 거품이 적게 나는 젤클렌저 등 피부의 자극을 최소화하는 가벼운 클렌징이 적절하다.

여름철은 덥고 습한 기후로 인해 메이크업도 가볍게 하게 된다. 클렌징 역시 메이크업 제거에 초점을 맞추기보다는 피지와 각질 관리에 좀더 효과적인 제품으로 고르는 것이 좋다. 효소(파파인, 브로멜라인)나 BHA(살리실릭애씨드)가 함유된 포밍 클렌저는 피지와 블랙헤드, 지루성 각질 등의 관리에 효과적이다.

가을엔 피지 분비가 점차적으로 줄어들고 피부에서 수분이 빠져나가면서 건조해지기 시작한다. 하지만 여름 내내 만들어진 피부의 단단한 각질은 여전히 남아 있으므로 각질 제거는 계속 해주는 것이 좋다. 다만 좀더 부드럽고 촉촉한 피부를 유지하기 위해 아침 세안 시 밀크클렌저에 스크럽 제품을 섞어 가볍게 마사지해주도록 하자.

겨울철은 세안 자체만으로도 피부를 건조하게 만들 수 있다. 따라서 세안제에서 최대한 거품을 없애도록 한다. 지성피부가 아닌 이상 아침 세안은 물로만 하거나 혹은 밀크클렌저만 사용하고, 저녁에도 클렌징밤이나 거품이 적게 나는 포밍 클렌저를 사용하도록 한다. 보통 사용하는 클렌징 오일과 포밍클렌저의 이중세안이야말로 겨울철 건조한 피부에는 최악의 조합이다. 완벽한 물 세안이 가능한 원스톱 클렌징오일을 찾거나 아예 자외선 차단제와 파운데이션을 선택할 때 포밍클렌저 한 번으로 모두 제거할 수 있는 타입을 선택하는 것도 좋다.

피부 타입에 따른 트리트먼트는 클렌저로부터

티트리나 BHA와 같은 항균, 각질제거 성분은 젤 타입 클렌저에서 가장 많이 발견할 수 있다. 효소 클렌저는 파우더 클렌저와 거의 동일하게 불리는데, 이는 수분에서 활성화되는 효소의 특성 상 파우더 타입에서 안정적일 수 있기 때문이다. 또 평소엔 거의 메이크업을 하지 않으면서도 메이크업 제품 대신 바른 워터프루프 자외선 차단제를 제거하기 위해서 클렌징오일을 사용하는 여성들이 많다. 그러나 실제 자외선 차단 전문 브랜드에서 내놓는 전용 클렌저들은 젤 타입이 대부분이다.

이런 식으로 무엇을 지우는가, 어떠한 추가적인 미용 효과를 원하는가에 따라 그 유효성분을 선택하고 그 성분이 가장 잘 발휘될 수 있는 클렌저를 다양하게 구비한다면 단순히 지우는 클렌징이 아닌 클리니컬 스킨케어의 당당한 한 단계로서 피부를 관리할 수 있을 것이다.

클렌저	분류	장점	단점	피부타입
클렌징밤 클렌징크림	논포밍	메이크업 제거력이 우수, 천연 피부 보습막을 해치지 않아 촉촉한 마무리감	성분에 따라 피부에 잔여물이 남을 수 있음	건성피부, 노화 피부
클렌징밀크	논포밍	모든 피부에 적합, 적당한 메이크업 제거력을 가지고 있음	성분에 따라 피부에 잔여물이 남을 수 있음	건성피부, 예민한 피부, 수분부족형 피부
클렌징리퀴드 클렌징오일	논포밍	메이크업 제거력이 우수, 비교적 물에 잘 씻겨나감	성분에 따라 피부에 잔여물이 남을 수 있음	중건성피부 중지성피부
클렌징워터 클렌징시트	논포밍	포인트 메이크업 제거력이 우수, 산뜻한 사용감으로 별도의 물 세안이 필요치 않음	두꺼운 베이스 메이크업의 제거에는 적합하지 않음, 화장솜에 의한 마찰이 피부에 자극이 될 수도 있음	중건성피부 중지성피부
젤클렌저	포밍	AHA/BHA/비타민C 등 스킨케어에 효과적인 유효성분을 함유한 제품이 많음, 오일 프리 제형으로 산뜻한 사용감이 특징	보습력 부족, 덜 씻긴 듯한 마무리감	
포밍클렌저	포밍	모든 피부에 적합하게 유분과 보습 성분의 조절이 가능	너무 강한 탈지력의 제품은 건조함과 피부 자극을 유발함	모든 피부용이나 특히 중지성피부에 적합
파우더클렌저	포밍	효소의 함유로 과잉 피지, 지루성 각질의 제거 효과가 우수	오래 사용하면 과도한 피지 제거로 피부 예민함과 건조를 유발할 수 있음	

Special Skin Care

2

피부를 망치는 각질제거, 피부를 살리는 각질제거

10대의 여드름 피부부터 40대의 노화 피부까지 모든 문제는 각질이 두꺼워지는 것에서부터 시작한다. 모공의 각질이 비정상적으로 두꺼워지면서 모공이 막혀서 여드름이 생기며, 피부 턴오버가 둔화되면서 표피의 각질층이 두꺼워지는 것으로 노화의 첫 징후가 나타난다. 따라서 자신의 피부를 건강하고 젊은 피부로 되돌리기 위해서는 우선 적절한 각질제거가 필요하다. 하지만 오버 클렌징과 마찬가지로 과도한 각질제거 역시 피부를 손상시키는 잘못된 스킨케어라는 점을 기억해야 한다. 다이어트 전문가들이 무조건 굶는 것을 몸매를 망치는 원인으로 첫 번째로 꼽는 것과 마찬가지다. 과체중 조절을 위해서는 엄격한 식단관리가 필수이지만, 무작정 굶거나 원푸드 다이어트 같은 무분별한 다이어트 방법은 장기적으로 우리의 몸을 망친다.

각질제거는 신체의 지방제거와 마찬가지다. 없애야 하는 것은 과잉 각질이지 각질층의 소멸이 아니다. 잘못된 다이어트가 군살이 아니라 신체에 필요한 근육 단백질의 손실을 가져오고 신체 전반의 영양소 불균형을 가져오는 것처럼, 잘못된 각질제거는 피부의 광민감, 피부건조, 예민함 등 다양한 피부 문제를 불러일으킬 수 있다. 따라서 자신의 스킨케어에서 각질제거의 비중을 높일수록 수분 보충, 보습막 형성, 진정 관리, 자외선 차단 등 피부 건강을 위한 관리가 필수적으로 뒤따라야 한다는 것을 결코 잊어서는 안 된다.

화학적 각질제거 성분을 이용한 꾸준한 관리가 효과적이다

보통 각질제거라고 하면 필링젤이나 스크럽 등을 이용해서 주 1~3회 정도 물리적으로 각질을 제거하는 방법을 떠올린다. 그러나 좀더 확실한 효과를 위해서는 AHA/BHA와 같은 화학적 각질제거 성분을 이용하는 것이 좋다. 이들 성분은 각질 세포 사이사이의 연결고리를 끊는 역할을 해서 자연스럽게 각질이 제거되도록 한다. AHA와 BHA는 대표적인 화학적 각질제거 성분으로 클렌저에서부터 나이트크림까지 다양한 제품에서 찾아볼 수 있다. 클렌저, 토너, 에센스, 모이스처라이저와 같이 매일 사용하는 기초 화장품 속에 AHA/BHA 성분을 함유시켜 데일리 스킨케어 과정에서 꾸준히 각질제거를 해준다.

❶ AHA(알파하이드록시애씨드)

성분표에서는 글리콜릭애씨드(글리콜산), 락틱애씨드(락틱산, 젖산)로 표기하며 사용함량은 3~10%다. 글리콜릭애씨드는 노화 피부, 건성피부, 여드름 피부 순으로 효과적이다. 분자의 크기가 작아 피부 침투력이 높고 각질제거 기능뿐 아니라 콜라겐 합성 촉진의 안티에이징 목적으로도 사용된다. 여드름 피부용 클렌저부터 안티에이징 크림, 마스크까지 트리트먼트 기능의 화장품에 폭넓게 사용된다.

락틱애씨드는 건성피부, 색소침착 피부, 예민한 피부 순으로 효과적이다. 피부 내에 존재하는 천연보습인자의 한 성분이기도 하다. 분자의 크기가 크기 때문에 각질제거 효과는 글리콜릭애씨드보다 떨어지지만 자극이 적고 보습 효과가 있다. 멜라닌 합성을 억제하는 효과도 있어서 주로 중건성, 노화 피부의 미백 제품, 안티에이징 크림, 클렌저 등에 널리 활용된다.

> **Pro's Tip** 각질 관리와 피지 관리를 한꺼번에!
>
> 각질 관리를 위해 내가 즐겨 사용하는 방법은 AHA 리퀴드나 토너를 이용해 각질을 부드럽게 한 후 타이트닝 효과가 있는 딥클렌징(청정) 마스크를 해주는 것이다. 이렇게 하면 마스크가 마르면서 타이트닝 효과로 마스크의 표면이 수축되는데, 이때 피부 표면의 부드러운 각질들을 움켜쥐어 물로 씻을 때 피지와 각질이 함께 제거된다. 각질 관리와 피지 관리가 동시에 이루어지는 일석이조 방법인 셈이다. 딥클렌징마스크는 보습성분이 적고 뻣뻣하게 마르는 제품일수록 더욱 효과적이다. 제품성분표에 글리세린 등의 보습성분이 2~5번째 안에 포함되면 딥클렌징마스크라도 촉촉하게 마무리되기 때문에 각질제거 효과는 상대적으로 떨어진다. 효과적인 마스크로는 '보르게세 팡고 브릴리안트 브라이트닝 머드 마스크' 등이 있다.

❷ BHA(베타하이드록시애씨드)

여드름·지성피부, 노화 피부 순으로 효과적이다. 성분표에서는 살리실릭애씨드로 표시되며 한국은 제품 당 0.5%, 미국은 2%까지만 사용이 가능하다. 지용성으로 모공 속 피지를 뚫고 들어가 작용하며, 항염작용이 있어 여드름용 클렌저, 토너, 에센스에 주로 사용된다. 자외선에 의한 조기 노화 피부에 대한 연구도 진행되고 있어 최근엔 노화 피부용 화장품에서도 찾을 수 있다. 또한 최근 '카프릴로일 살리실릭애씨드'라는 성분을 종종 볼 수 있는데, 이는 LHA로 표시된다. 살리실릭애씨드 유도체 성분으로 기본적인 성격과 효능은 살리실릭애씨드와 거의 같으나 좀더 성분을 안정화시켜 피부에 안전하도록 합성된 것이다. 라로슈포제, 비쉬, 더마블렌드, 가르니에 등 주로 로레알 계열 브랜드의 제품에서 볼 수 있다.

> **Pro's Tip** 마이크로 더마브레이존으로 섬세한 각질 관리를!
>
> 여성들에게 "각질제거 어떻게 하세요?"라고 물어보면 보통은 "생각날 때마다 스크럽을 해요"라고 하거나 "1주일에 한 번 정도 필링젤을 해요"라고 답한다. 시중에 나와 있는 대부분의 스크럽, 필링제는 AHA/BHA의 보조적 각질제거제로서는 적당하다. 하지만 주된 각질제거제로 사용하기에는 각질제거 효과에 비해 피부에 마찰 자극이 크고 각질제거 효과 또한 균일하지 못한 경우가 대부분이다. 또 사용되는 스크럽 입자의 종류에 따라 피부에 상처를 줄 가능성도 있다.
>
> 만약 AHA/BHA 보다는 물리적 각질제거제의 사용을 선호한다면 마이크로 더마브레이존을 사용하는 것을 고려해보길 바란다. 마이크로 더마브레이존은 일반 스크럽보다 매우 섬세하면서 촘촘한 폴리시 입자로 구성되어 있어서 균일한 각질제거 효과를 지니며 압의 조절로 각질제거 효과를 조절하기가 쉽다. 대표적인 제품으로는 'ZO 스킨헬스 오펙츠 엑스폴리에이팅 폴리시', '메리케이 마이크로 더마브레이존' 등이 있다.

❸ AHA/BHA 제품의 선택과 올바른 사용을 위한 TIP 10

1. pH를 확인한다

산acid을 베이스로 한 제품이므로 가장 최적화된 pH는 3.0~4.0이다.

아무리 농도가 높아도 pH가 5를 넘어가면 효과는 현저히 떨어진다.

2. AHA는 수용성!
AHA는 수용성이라 유분이 많이 함유된 크림에서는 효과가 떨어지고 토너와 에센스 등 수분이 많은 제품에서 가장 효과적이다. 다른 의미로는 AHA가 함유된 로션과 크림은 효과는 약할지 모르나 자극이 적으므로 AHA 초보자들에게 적합하다.

3. 저농도부터 시작한다
AHA는 5%, BHA는 0.5%부터 서서히 높여나간다.

4. 짧은 시간 적용하는 제품이라면 고농도도 OK!
고농도라 하여 무조건 겁낼 필요는 없다. 짧은 시간 동안 피부에 사용하고 제거하는 여드름용 클렌저 및 마스크의 경우는 고농도도 큰 무리는 없다.

    ex. 비오레 블레미쉬 파이팅 아이스 클렌저(BHA 2%)

5. 스폿 제품은 고농도도 OK!
부분적인 뾰루지에 사용되는 제품은 얼굴 전체에 사용되는 제품보다 집중적인 관리를 요하는 부위이므로 고농도를 사용하는 것이 효과적이다. 처음 사용 후 48시간이 지난 뒤에도 별다른 자극이 느껴지지 않는다면 매일 사용해도 좋다.

    ex. 크리니크 스폿힐링 젤(BHA 1%)

6. 천연 AHA에 속지 말 것

성분명에서 사탕수수 추출물로 표기되었거나 사과에서 추출한 AHA 등 천연을 내세우는 성분들은 정식 AHA도 아닐뿐더러 효능도 현저히 떨어진다. 성분표에서 글리콜릭애씨드와 락틱애씨드 둘을 찾도록 하자.

7. 적응시간을 가질 것

AHA/BHA는 피부가 적응하기까지 시간이 필요한 성분이다. 처음에는 주 1회 일요일, 다음 주에는 수요일과 일요일, 그다음 주에는 월, 수, 금요일에 사용하는 식으로 서서히 사용 빈도를 늘린다.

8. 각질 탈락은 자연스러운 현상

AHA/BHA 사용 시 각질 탈락, 따끔거림, 간지러움, 약간의 홍조는 부작용이 아닌 성분의 작용에서 오는 자연스러운 현상이다. 불편함을 억지로 참으면서 사용할 필요는 없지만 이러한 반응에 놀라 사용을 중단하지는 말 것! 각질이 일어나기 시작하면 평소 사용하던 것보다 사용빈도를 줄이고 피부가 정상적으로 돌아오기까지 시트팩과 수분크림 등으로 보습 관리를 해준다. 이후 다시 평소처럼 사용하면서 피부가 차츰 적응하도록 유도한다.

9. 다른 기능성 화장품과 병행한다.

처음 사용할 때 다른 자극이 될 수 있는 기능성 화장품, 레티놀, 순수 비타민 함유 제품 등을 연거푸 사용하는 것은 트러블이 생기는 지름길이다. 그러나 일단 어느 정도 피부가 적응이 되고 자극이 없다면 다른 기능성 제품들의 효과를 더욱 높여주는 기능을 한다. 단, 한꺼번에 사용하기보다 낮과 밤의 시간차를 두어 사용하도록 한다. AHA/BHA는 철저하게 저녁시간대에 사용하면서 아침에 비타민C제품, 미백 에센스, 항산화 에센스를 사용하면 최적의 시너지 효과를 거둘 수 있다.

10. 자외선 차단은 더욱 철저히!

AHA/BHA 모두 각질 탈락을 유도하기 때문에 피부가 광민감성이 되기 쉽다. 종일 실내에 있더라도 철저히 자외선 차단을 해야 하며 외출 직전엔 다시 한번 자외선 차단제를 발라준다.

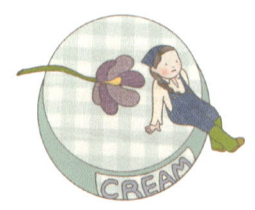

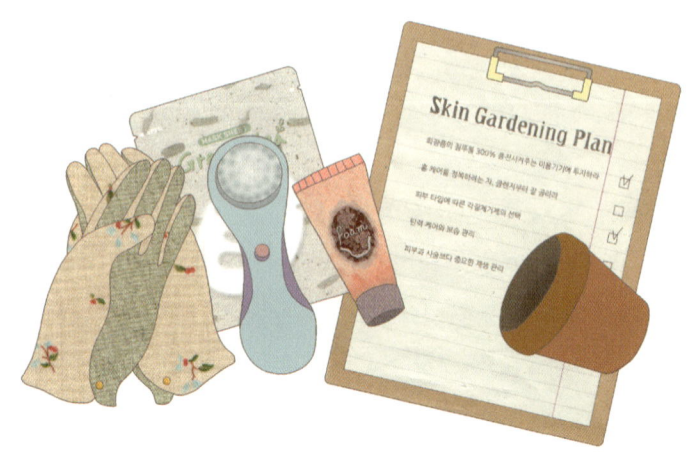

Ask Winnie

각질제거를 자주하면 피부가 얇아지지 않을까요?

Q. 요즘 각질제거에 관심을 가지면서 AHA/BHA 제품을 살펴보고 있고 필링 관리도 고려 중이에요. 그런데 인터넷의 후기를 보니 필링을 자주 하면 피부가 얇아진다고 해서 고민입니다.

A. 정확하게 행해진 필링은 오히려 피부를 두껍게 합니다.

피부에 대한 잘못된 이해 중 하나가 피부를 마치 돌이나 시멘트 바닥으로 여기고 필링은 이를 깎는다는 개념으로 생각한다는 거예요. 그러나 피부는 여러분이 이 책을 읽고 있는 이 순간에도 끊임없이 새로운 피부세포를 만들어내고 있어요. 또 지금 여러분의 피부 표면에 있는 각질은 내일이면 새로운 각질로 대체가 되는, 끊임없이 재생이 이루어지는 신체기관입니다. 잦은 필링과 AHA의 오남용으로 인해 '피부가 얇아졌다'고 말하는 경우는 한꺼번에 너무 과도한 각질층을 제거하여 일시적으로 나타날 수 있는 현상이에요. 이런 경우에도 2주 정도가 지나면 피부는 다시 새로운 각질로 채워지게 됩니다.

만약 이후에도 계속 피부가 얇아진 것처럼 느껴진다면 그건 실제로 피부 두께가 얇아진 것이 아니라 피부 자극으로 모세혈관이 확장되고 피부가 붉어진 상태가 계속되기 때문에 그런 겁니다. 각질이 탈락되는 과정에서는 피부 속의 수분이 빠르게 증발하고 광민감이 나타날 수 있기 때문에 가벼운 각질제거의 경우는 수분 보충을, 강한 필링을 하는 경우는 재생화장품의 사용이 필수예요. 필링과 재생관리를 잘 해주면 피부는 오히려 더 두꺼워집니다. 즉, 진피층이 두꺼워진다는 것이죠. 필링은 단순히 피부 표면의 각질층을 제거하는 것뿐 아니라 진피층의 콜라겐 형성세포를 자극하는 역할도 함께 하기 때문에 결과적으로 노화로 인해 얇아져가는 진피층을 젊은 상태로 바꿀 수 있는 것이죠.

이 과정이 잘 이행되기 위해서는 각질제거와 필링 관리를 하는 동안 충분한 휴식과 수면(회복 관리), 술·담배 금지(신체 내 유해산소 발생 억제), 풍부한 항산화성분의 음식섭취(신체 내 항산화 성분 보충), 자외선 차단(피부 표면 보호) 등 다양한 후속 관리가 필요합니다. 하지만 많은 여성들이 각질을 벗겨내는 데만 급급하고 재생 관리를 미흡하게 해서 결과적으로 피부를 더욱 손상시키는 결과를 가져오기도 해요.

각질제거와 필링은 피부의 손상을 유도할 수 있어요. 하지만 재생 관리를 해줌으로써 더 좋은 피부로 바꿀 수 있습니다.

Special Skin Care

3
탄력과 보습 관리

피부에서 노화의 징후는 다양하게 나타난다. 여성들은 어느 사이 늘어난 눈가 주름 하나에 일희일비하지만 실제 얼굴에서 노화를 느끼게 하는 것은 단지 주름뿐만이 아니다. 눈꼬리에 생긴 한 줄의 주름보다 얼굴을 나이들어 보이게 하는 것은 피부의 볼륨감 상실과 수분 부족 현상이다. 이를 해결하기 위해 필러나 지방이식으로 꺼져가는 볼륨을 인위적으로 채워넣는 시술을 받거나, 피부에 수분을 채우는 휴멕턴트 성분과 유분을 공급하는 에몰리엔트 성분을 채워넣는 스킨케어 방법을 사용하기도 한다.

탄력 충전, 플럼핑 효과

수분을 머금은 피부 세포는 마치 물을 먹은 스펀지처럼 부풀어 올라 피부의 주름 굴곡 사이사이에 볼륨감을 채워 일시적이나마 주름이 감소된 것처럼 시각적인 효과를 준다. 마사지를 받고나면 하루나 이틀 동안은 피부가 탱탱해진 것처럼 느끼는 것도 마사지로 인한 가벼운 자극이 혈액순환을 촉진하고 고보습 마스크로 수분과 유분이 재충전되었기 때문이다. 요즘엔 스킨케어보다 립메이크업 분야에서 더 많이 사용되기도 하지만 수분을 이용한 플럼핑 효과는 탄력 관리의 핵심이라 할 수 있다.

탄력 성분, 콜라겐

탄력크림의 주성분으로 화장품 회사에서 즐겨 사용하는 성분은 콜라겐이다. 여성들이 자주 사용하는 시트마스크 역시 원조는 일본의 콜라겐 히알루론산 시트마스크에서 시작했다.

  피부의 탄력과 젊음을 담당하는 진피 속 결합조직인 콜라겐과 같은 이름이지만, 화장품에서의 콜라겐의 역할은 어디까지나 표피에서만 이루어진다는 것이 큰 차이점이다. 콜라겐 성분은 화장품을 바른 부위에 탱탱하게 볼륨을 넣어주는 플럼핑 기능은 우수하나 분자의 크기가 너무 커서 피부 속으로 침투할 수는 없다.

  화장품계에서도 콜라겐은 안티에이징 성분으로 분류되지 않고 히알루론산과 더불어 자신의 몸무게의 수십 배에 달하는 수분을 저장해줄 수 있는 기능을 가진 보습 성분으로 분류된다. 가격에 상관없이 보습크림의 형태로 소개되고 있기 때문에 콜라겐 합성을 도와주는 주름개선 기능성을 받지 않은 제품이 대다수인 것도 그다지 놀라운 일은 아니다. 대표적인 제품으로는 더 페이스샵 콜라겐 70 크림, 미키모토 문펄 얼티미트 뉴

트리티브 크림 등이 있다.

매일 하는 피부 타입별 보습 & 탄력 관리 팁 10

피부가 예전과 다르게 힘이 없고 탄력을 잃었다고 느껴진다면 주름개선용 기능성 화장품을 사기 전에 보습 관리에 충실하도록 한다. 매일 하루 한 장씩 해주는 시트마스크, 여기에 덧붙여 주 2~3회 탄력크림을 이용한 5분 마사지를 해주는 것이 피부의 탄력을 위해서 훨씬 더 효과적이다.

1. 세안 시 스팀타월을 이용해 얼굴을 1~2분간 가볍게 눌러준다. 각질을 부드럽게 해줄 뿐 아니라 모공을 열어 지성피부의 경우 모공 속 노폐물의 배출을 도와주고, 건성피부의 경우에는 보습성분의 흡수를 도와준다.

2. 수분이 부족한 피부일수록 시트마스크는 매일 세안 후 10분간 사용하는 것을 습관화하는 것이 좋다.

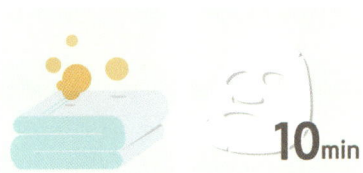

3. 지성피부라면 시트마스크는 냉장실에 차게 보관한다. 팩을 한 후 냉동실에 보관해둔 스푼을 팩 위로 마사지하듯 쓸어주면서 늘어진 모공에 긴장감을 주면 더욱 좋다.

4. 유분이 부족한 피부라면 젤이나 액상으로 되어 있는 시트마스크보다 로션 타입으로 되어 있는 것이 유분도 함께 공급할 수 있으므로 효과적이다. 팩을 마친 후에도 팩 봉지에 남아 있는 로션으로 피부에 마사지해준다.

5. 저렴한 시트마스크일수록 오이나 알로에 등의 식물성분명이 붙은 것이 많다. 하지만 이들 성분은 정말 한 방울도 채 안 되는 적은 양이므로 식물성분을 사용하고 싶다면 시트마스크를 하기 전에 직접 피부에 발라주는 것이 더 좋다. 알로에겔을 도톰히 발라준 후 시트마스크를 해준다거나 녹차 우린 물을 부직포 마스크에 적셔 사용해보자.

6. 수분부족형 지성피부라면 시트마스크를 한 상태에서 초음파 마사지기를 이용해서 마사지를 해준다. 초음파의 진동이 성분의 흡수를 더욱 촉진시킨다.

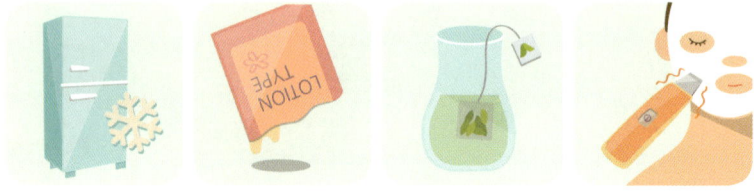

7. 건성피부의 경우 시트마스크를 제거한 뒤 피부가 여전히 촉촉한 상태에서 탄력크림을 이용해 피부에 흡수될 때까지 2~3분 짧게 마사지를 해준다.

8. 마사지는 손바닥을 이용해 피부를 가볍게 감싸고 쓸어올리는 동작 위주로 단순하게 한다. 손가락을 이용하게 되면 피부에 자극이 되기 쉽고 오히려 피부에 불필요한 밀림을 만들어 주름을 형성시킬 수 있다.

9. 탄력 관리를 위해 마사지크림은 사용하지 않는다. 마사지크림은 지나치게 많은 유분을 함유하고 있어 피부에 그대로 남게 되면 모공을 막기 쉽다. 크림의 사용감이 뻑뻑하다면 페이셜 오일을 한두 방울 더하면 된다.

10. 평소 피부에 각질이 많고 피부결이 거칠다면 탄력크림 마사지를 마친 후 필오프팩을 해준다. 피부 위에 남은 크림까지 모두 흡수시켜줄 뿐 아니라 마사지로 부드러워진 각질까지 한꺼번에 정리해준다. 단, 필오프는 주 1회 이상은 하지 않는 것이 좋다.

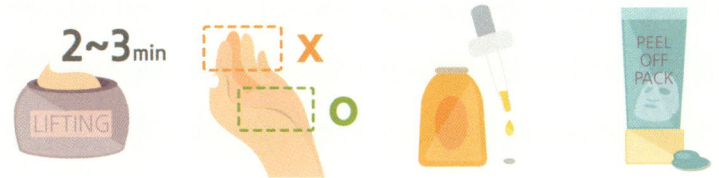

주름개선: 데미지 & 힐링의 상관 관계

피부의 탄력 회복과 주름개선을 위해서는 콜라겐 합성이 관건임을 앞에서 설명했다. 그렇다면 콜라겐 합성은 어떻게 이루어질까? 영양 성분이 풍부한 화장품을 바르는 것으로 해결이 될까? 그런데 사실 그보다 앞서 시행되어야 할 것이 있다.

  피부 콜라겐 합성은 근력운동과 유사한 점이 있다. 근력운동을 통해 근섬유가 미세하게 찢어지고 이것이 회복되면서 근육이 커지고 볼륨이 생기는 것처럼 피부도 자극을 통해 둔화되고 있는 콜라겐 형성세포를 촉진시켜 콜라겐을 더 활발히 만들어내도록 유도한다. 이 과정에서 진피층을 구성하는 엘라스틴, 기저물질(히알루론산)도 함께 늘어난다. 안티에이징 성분들은 다양한 원리를 통해 콜라겐 합성을 촉진하지만, 그중 AHA, 레티놀 등이 많이 사용되는 이유도 표피의 각질을 탈락시키고 턴오버를 촉진시킴으로써 피부의 상처(손상)를 감지한 진피로 하여금 피부를 복구하게끔 유도하는 것이다.

  주의해야 할 점은 매일 같은 부위의 근육을 자극하는 무분별한 근육운동이 영구적인 근육 손상으로 이어지는 것처럼 지나친 피부 자극 역시 피부를 예민하고 건조하게 할 뿐이라는 점이다. 그렇기 때문에 매일 아침저녁으로 기능성 화장품을 줄줄이 사용하는 것은 효과적인 안티에이징 관리라고 할 수 없다. 오히려 안티에이징 성분들의 작용(데미지)을 보완해주는 회복(힐링) 관리를 해주는 것이 필수다. 2~3일 연속으로 기능성 화장품을 사용했다면 하루 정도는 충분한 보습 관리, 수딩 관리를 할 수 있는 항산화, 항염 성분을 가진 보습제와 팩을 번갈아 사용해주는 것이 훨씬 좋은 결과를 얻을 수 있다.

Special Skin Care

4
피부과 시술보다 중요한 재생 관리

여성들이라면 피부에 노화의 징후가 나타남에 따라 한번쯤 피부과 시술에 눈길을 돌리게 된다. 하지만 성공담 못지않게 레이저, 박피 시술을 받으면서 오히려 피부가 더 상했다는 후기도 끊이지 않는다. 물론 피부가 감당하기에 시술 자체가 너무 자극적이었을 가능성도 있겠지만 대부분은 시술에만 초점을 맞추고 이후에 적절한 재생 관리를 해주지 않아서 생기는 문제들이다.

많은 병원들은 칵테일 요법이라 하여 프락셀, IPL, 레이저 토닝 등 다양한 시술을 묶음으로 패키지화하는데, 이들 시술의 대부분이 피부에 어느 정도의 외상을 준다. 레이저는 피부를 예쁘게 해주는 마법의 광선이 아니다. 정확히 말하면 고주파, 초음파, 레이저의 광선으로 피부에 무수한 구멍을 만들어 상처를 준다. 물론 이 상처는 철저한 계산에 의해 이루어지는 것으로, 손상 받은 피부가 복구되는 과정에서 콜라겐의 합성이 촉진되고 표피의 턴오버 주기가 빨라지게 된다.

따라서 피부 자극으로 인한 상처를 치유해주는 충분한 재생(힐링) 관리가 들어가지 않고 시술만 계속 이어진다면 피부는 자극을 받아 예민해지게 된다. 병원에서는 재생 관리라고 하여 비타민 시술 등의 극히 기본적인 관리를 함께 해주지만 이것만으로는 상처받은 피부를 복구하는 데 충분치 않다. 집에서도 매일 재생 관리를 해줄 때 건강한 피부로 다시 태어날 수 있다.

재생 관리를 위한 화장품은 따로 있다

재생화장품은 정확히 말하면 기능성 화장품이 아니다. 화장품 회사마다 재생에센스라고 내놓는 제품들이 있는데, 알고 보면 그 기능도 주성분도 제각각이다.

재생화장품은 크게 세 가지로 나뉜다. 일반 화장품 브랜드에서 재생에센스, 재생크림으로 부르는 제품들은 주로 부드럽고 가벼운 각질제거를 유도하여 피부가 스스로 새로운 피부를 만들어내도록 하는 제품들을 말한다. 인터넷에서 재생에센스라고 검색을 하면 크리니크와 키엘에서 나온 제품이 제일 먼저 검색된다. 모두 AHA와 BHA를 베이스로 한 제품이다. 노화된 피부세포를 걷어내는 각질 관리 외에도 피부에 약한 자극(데미지)을 주어 새로운 피부세포의 생성을 돕는다는 의미에서 이러한 제품들도 재생화장품으로 분류할 수 있다.

둘째는 세포대화를 통해 피부의 재생을 촉진시키는 화장품이다. 펩타이드 성분들이 여기에 해당하는데, 피부세포에 메신저 역할을 하는 펩타이드가 피부세포가 손상을 입은 것과 유사한 상황을 만들어낸다. 그렇게 되면 직접적으로 피부에 트라우마가 형성되지 않아도 세포는 현재의 상황을 피부가 자극받은 상태로 인지하고 콜라겐을 만들어내게 된다.

마지막으로 소개할 재생화장품은 이미 시술이 이루어진 피부의 회복을 돕는 제품들이다. 피부는 스스로 손상된 피부를 재생할 수 있는 능력을 가지고 있는데 나이가 들어감에 따라 이러한 재생능력이 떨어진다. 그래서 나이가 들어감에 따라 여드름 자국이 일주일이 지나도 제대로 회복이 되지 않고 거뭇한 여드름 자국을 남기기 일쑤다. 또 나이가 들어서 받는 시술일수록 피부의 회복기간이 더뎌지며 예상치 않은 부작용을 동반한다. 그렇기 때문에 철저한 자외선 차단으로 외부 유해요소로부터 피부를 보호함으로써 피부의 재생작용이 손상된 피부의 복구에 좀더 집중할 수 있도록 도와줄 때 시술의 결과도 더욱 빛을 발하게 된다.

재생을 위한 제품은 시중의 로드숍과 백화점의 기능성 화장품보다는 약국과 드럭스토어 브랜드의 극예민성 피부전용 화장품에서 찾는 것이 좋다. 아벤느, 유리아주 등의 약국 브랜드는 손상된 피부를 위한 라인이 세분화되어 있으므로 시술 후 최소 2주 동안은 이들 제품으로 관리를 하는 것이 좋다. 평소에 사용하던 보습, 기능성 화장품은 피부의 회복이 80% 이상 이루어진 2주 뒤부터 사용해준다.

재생화장품이 갖춰야 할 유효성분 5

간혹 피부과에서 상담을 하다가 충동적으로 시술을 받고 병원에서 판매하는 재생화장품을 세트로 잔뜩 구매하는 경우를 보게 되는데, 시술 직후 필요한 것은 7~8종의 무의미하게 나열된 세트가 아니다. 토너와 크림단 두 가지만 사용할지라도 각각의 화장품 안에 피부재생에 필요한 성분이 골고루 함유되어 있는지가 중요하다. 재생화장품이 갖춰야 할 유효성분 다섯 가지를 확인해보자.

❶ 미백 성분

"옅은 기미를 없애기 위해 IPL 관리를 받았는데 오히려 기미가 새카맣게 쫙 깔렸다"라는 경험담을 들어본 적이 있을 것이다. 이는 '염증후과색소침착(PIH)'이라고 불리는 현상인데 염증에 의한 자극으로 인해 멜라닌이 과잉으로 형성된 상태를 말한다. 염증성 여드름 이후의 여드름 자국, 시술 후 색소침착 등이 여기에 해당한다.

이를 최대한 방지하기 위해서는 시술을 받기 최소 2주전부터 화이트닝 화장품을 꾸준히 사용해주는 것이 좋다. 주의할 점은 시술 직후에는 평소에 사용하던 화이트닝 에센스, 수분크림을 사용하지 말아야 한다는 것이다. 이 제품들을 사용하다가는 피부 자극이 더욱 심해질 가능성이 있기 때문이다. 많은 화이트닝 화장품들이 피부 침투 효과를 높이기 위해서 낮은 pH를 기본으로 AHA, BHA, 알코올 등의 성분을 집어넣는데, 이런 성분들은 이미 손상된 피부에는 너무 자극적일 수 있다. 따라서 시술 후에는 재생 관리를 위해 특별히 배합된 재생 전용제품을 사용하거나, 위의 피부 자극 성분이 함유되지 않은 미백화장품을 사용하도록 한다.

`확인해봐야 할 유효성분` 니아신아마이드, 감초추출물, 비사볼올(에센스)

❷ 항염·쿨링 성분 + 수분 공급

피부에 자극이 가해지면 상처를 치유하기 위하여 혈액이 몰리면서 혈관이 확장되고 피부에는 계속 열이 난다. 이 과정에서 미세한 염증 반응이 일어나는데 이것이 장기화될수록 오히려 피부 속에서 활성성분이 증가해 피부 노화가 가속화된다. 그러므로 초반의 빠른 혈액순환은 촉진시키되 이것이 장기화되어 피부 부종이나 색소침착으로 이어지지 않도록 관리해 줘야 한다. 피부의 온도가 너무 높이 올라가지 않도록 적절한 쿨링 제품을 사용하는 것도 도움이 된다.

확인해봐야 할 유효성분 멘톨(마스크. 소량만 사용, 다량일 경우 오히려 피부 자극), 판테놀(크림, 마스크), 프로폴리스(토너, 로션, 에센스), 알란토인(에센스, 로션, 크림, 마스크), 카모마일(토너, 에센스, 로션, 크림, 마스크), 히알루론산(에센스, 로션, 크림)

비비크림이 처음 출시되었을 때 재생크림으로 소개된 것은 원조격인 '슈라멕 블레미쉬 밤' 때문이다. 이 제품은 박피 후 일주일간의 회복 기간 동안 집중적으로 사용하는 크림으로 잘 알려져 있다. 초기 비비크림 특유의 회색빛의 컬러 역시 시술 후 붉게 달아오른 피부색을 중화시키기 위한 것이었다. 또 이 제품에는 알란토인과 판테놀, 감초 성분이 함유되어 있어 박피 후 느껴지는 작열감과 가려움을 완화해주는 효과도 있다. 물론 요즘 나오는 비비크림은 이 블레미쉬 밤과 전혀 상관없는 그저 메이크업 제품의 하나를 일컫는 보통명사일 뿐이다.

❸ 상처 치유 성분

박피는 강한 각질 턴오버를 유도하며 프락셀은 레이저를 이용해 얼굴에 수만 개의 작은 구멍을 만들어낸다. 진피층의 콜라겐 합성을 위해서 표피가 손상되는 것은 피할 수 없는 과정이기 때문에 이때 건강한 표피를 만들어주는 힐링 성분이 필요하다. 상처 치유 성분은 건강한 표피세포를 복구할 뿐 아니라 표피에 지속적으로 수분을 공급하고 진정과 수딩 기능을 하는 재생화장품의 핵심성분이라 할 수 있다.

`확인해봐야 할 유효성분` 징크설페이트, 징크옥사이드 (크림, 마스크)/EGF, 센텔라아시아티카 (에센스, 로션, 크림)/카퍼펩타이드, 판테놀 (에센스, 로션, 크림)

재생용 화장품 중 '반창고 크림'이라는 별칭으로 부르는 제품이 있는데, 이름 그대로 반창고처럼 손상된 피부 위에 자리 잡아 수분이 증발되는 것을 막고 피부 스스로의 치유되도록 도와주는 제품들을 말한다. 고보습 베이스에 리페어 기능의 성분이 배합되어 있으며, 사용감은 다소 끈끈하거나 빽빽하기도 하지만 수딩 작용 및 피부 속으로 유해물질이 침투하는 것을 막는 작용을 하기 때문에, 박피나 레이저 치료 후 피부가 회복되는 3~5일간 집중적으로 사용하면 효과적이다. 대표적인 제품으로는 바이오더마 시카비오 크림, 아벤느 시칼파트 리페어 크림, 라로슈포제 시카플라스트 등이 있다.

❹ 보습막 형성 성분

인위적으로 피부를 손상시키는 과정에서 피부는 빠른 속도로 수분이 손실된다. 이 현상을 최대한 억제하면서 구멍이 생기고 벗겨진 피부가 새로운 피부를 만들어내는 재생을 촉진하려면 오클루시브 성분이 함유된 크림, 마스크를 이용하여 수분 증발을 억제해야 한다.

`확인해봐야 할 유효성분` 페트로라튬, 미네랄 오일, 카프릭/카프릴릭 트리글리세라이드 (크림, 마스크)

> **Pro's Tip**
>
> 피부과에서 충동적으로 시술을 받고 빈손으로 집에 돌아왔다면 바셀린(순수 페트로라텀 젤리)이라도 바르도록 한다. 그 어떤 명품화장품의 재생크림보다 더 효과적이다.

❺ 자외선 차단 성분

시술 직후의 피부는 극도로 예민한 상태이기 때문에 화학적 자외선 차단 성분은 따가움이나 화끈거림 등 피부에 자극이 될 가능성이 높다. 백탁 현상이 다소 부담스럽더라도 최소 1~2주 이상은 100% 물리적 자외선 차단 성분으로만 이루어진 제품을 사용하는 것이 효과적이며, 유효성분 중 하나인 징크옥사이드는 붉은 피부를 가리면서 수딩 기능도 함께 줄 수 있으므로 더욱 효과적이다.

`확인해봐야 할 유효성분` 징크옥사이드, 티타늄디옥사이드

Special Skin Care

5
화장품의 침투를 300% 증진시켜주는 미용기기에 투자하라

아무리 좋은 성분을 사용한 기능성 화장품이라 할지라도 제대로 효과를 보려면 해당 성분이 제대로 피부 속에 침투해야 한다.

　피부는 각질과 피지, 땀으로 이루어진 산성 보호막으로 외부의 유해물질과 균들이 들어오는 것을 막는다. 그리고 화장품 역시 외부 물질로 인식해 피부 속 유입을 방해한다. 보통 수분으로 이루어진 제품이 피부 흡수가 잘 될 것으로 생각하기 쉽지만 각질층을 연결하는 지질과 산성보호막은 일종의 워터프루프 방어막과 같은 형태이기 때문에 워터 베이스를 사용한 대부분의 화장품이 피부 속으로 유입되기는 생각보다 쉬운 일이 아니다.

　누구나 한번쯤은 '비싼 화장품을 사용해도 싼 화장품을 사용할 때와 왜 별다른 차이가 없을까?'라는 고민을 한 적이 있을 것이다. 그 이유는 단순하다. 피부가 그 방어 역할을 너무 잘 했기 때문이다. 즉, 아무리 고기능성에 고가를 자랑하는 화장품이라도 피부 표면만 살짝 적실뿐 그 유효성분들이 피부 속까지 침투하지 못했다는 뜻이다.

    화장품의 침투를 촉진시키려면 각질과 피지 제거, 피부 온도 상승, 마사지 등이 이루어져야 한다. 그래서 에스테틱이나 피부과에서는 이들 원리를 응용한 다양한 기자재와 도구들을 이용하여 제품의 흡수를 촉진한다. 지금 사용하는 화장품들이 피부의 근본적 개선에 별반 도움이 되지 않는다고 생각된다면 스킨케어 제품을 더 비싼 것으로 바꾸기보다 화장품 속 성분의 침투를 도와줄 수 있는 도구에 투자해보는 것도 나쁘지 않은 방법이다. 고가의 화장품과는 달리 한번 구입하게 되면 거의 반영구적으로 사용할 수 있고, 장기적으로는 화장품에 쏟는 비용을 절약할 수 있다.

진동(초음파) 클렌징 브러시

- 침투 원리: 피지 제거(모공 정화)
- 미용 효과: 클렌징제의 효과 상승
- 함께 사용할 때 효과를 볼 수 있는 제품: 클렌징폼

이 제품을 각질제거기라고 여기는 사람들이 많이 있지만(물론 클렌징 효과가 높아지니 각질도 더 효율적으로 제거된다) 정확히는 메이크업과 피지 제거에 좀더 효과적인 제품이다. 클렌징 브러시의 초음파 진동은 모공 속에 박혀 있던 메이크업 잔여물과 피지를 분해하는데 손만 사용할 때보다 5배 이상 클렌징 효과가 높아져서 아무리 두꺼운 메이크업이라 할지라도 부드러운 클렌저를 이용해 원스텝의 효과적인 제거가 가능하다. 또 세안 후 각질과

피지 정리를 위한 클렌징 토너의 사용도 불필요해지므로 클렌징 단계의 화장품 다이어트가 가능하다.

사용방법 주 1~3회 클렌저를 피부에 도포하여 메이크업을 살짝 녹인 단계에서 1~3분간 사용한다. 고급 제품의 경우 1분당 센서가 있어 다음 부분으로 넘어가야할 때를 알려주기도 한다.

주의 브러시에 따라 어느 정도의 자극이 있을 수 있으므로 마찰에 의해 쉽게 자극을 받는 예민성 피부는 구입 전에 테스트를 해보는 것이 좋다. 또이 제품을 이용해 이중세안을 하는 것은 명백한 오버클렌징이 되므로 주의한다.

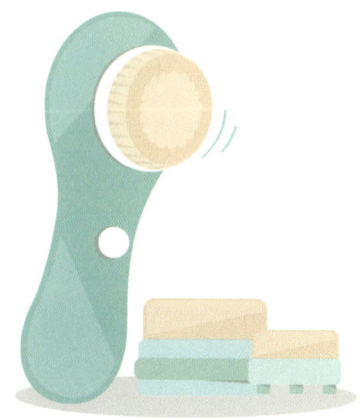

스티머

- 침투 원리: 각질/피지 연화, 피부 온도 상승
- 미용 효과: 수분공급, 모공 클렌징, 브라이트닝 효과
- 함께 사용할 때 효과를 볼 수 있는 제품: 수분마스크, 효소마스크

스티머는 피부타입과 계절에 상관없이 누구나 가장 크고 확실한 효과를 볼 수 있는 미용 아이템이라고 할 수 있다. 게다가 한번 구입하면 반영구적으로 사용할 수 있으므로 가격대비 효능으로는 가히 최고라 할 만하다. 저가형부터 고급형, 전문가용 등 다양한 제품이 판매되고 있는데, 이왕 투자를 할 거라면 쿨미스트와 핫스팀 두 가지가 모두 가능한 제품을 구입하는 것이 좋다.

❶ **핫스팀 기능: 수분 공급, 노폐물 배출, 각질/피지 제거, 혈액순환 촉진**
노폐물의 배출과 제품의 흡수라는 두 가지 효과를 한 번에 볼 수 있다.

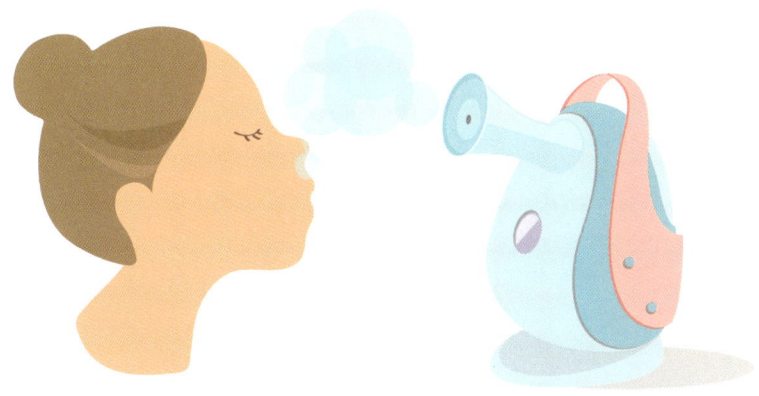

피부에 뜨거운 증기를 쏘이면 피부의 온도가 올라가면서 모공이 열리고 모공 속에 갇혀있던 피지와 노폐물이 배출된다. 이렇게 화장품의 흡수를 막는 모공 입구의 각질, 피지가 제거되면 화장품의 흡수가 더욱 용이해진다.

사용방법 건성피부 및 노화 피부라면 수분공급과 혈액순환 촉진을 주 목적으로 주 1~2회 정도로 5~10분간 사용하는 것으로 충분하다. 너무 오래 사용하면 피부온도가 높아져 피부에 자극이 되고 천연보습막까지 제거될 수 있기 때문이다. 핫스팀을 마친 후에는 페이셜 오일과 크림을 발라 제품이 피부 깊숙이 침투할 수 있도록 한다. 지성피부라면 핫스팀의 시간이 길어질수록 피부표면의 피지를 녹이는 딥클렌징 작용을 한다. 특히 피지와 각질을 동시에 제거해주는 효과가 있는 효소(파파인, 브로멜라닌)는 따뜻한 수분에서 가장 활성화가 잘 되기 때문에 핫스팀과는 천생연분이다. 주 1~2회 효소팩을 도포한 후 10~15분간 핫스팀을 해준다.

주의 안면홍조나 염증성 여드름 피부는 핫스팀을 자주 또는 오래하면 피부

> **Pro's Tip 스티머가 없는 경우는?**
>
> 스티머가 없는 경우 스팀타월은 훌륭한 대용품이 될 수 있다. 하지만 스팀타월의 문제점은 너무 뜨겁게 하면 얼굴에 자극이 되고 적당한 온도로 사용하면 얼굴에 올리자마자 너무 급격히 식어 스팀의 효과를 충분히 보기 어렵다는 것. 젖은 수건 두 장을 얇은 주방용 비닐봉투에 넣고 약 1분 30초 동안 전자렌지에 돌린다. 한 장을 꺼내 적당히 열을 빼 얼굴에 올린 후 뜨거운 상태의 스팀타월을 그 위에 다시 얹어준다. 이렇게 하면 뜨거운 타월의 열을 계속 전달받기 때문에 얼굴에 닿은 스팀타월 또한 따뜻함을 계속 유지할 수 있다.

상태를 더욱 악화시킬 수 있으므로 피하는 것이 좋다. 핫스팀을 꼭 하고자 한다면 스티머와 얼굴의 간격을 좀더 넓혀(60cm 이상) 따뜻한 정도로만 느껴지게 조절한다. 주 1회 사용하고 시간도 5분 이내로 마치는 것이 좋다.

❷ 쿨미스트 기능: 수분공급 효과 상승, 마일드한 각질제거 효과

수분에센스, 수분 시트마스크 등의 제품들은 주변의 수분을 끌어들여 우리 피부에 전달(휴멕턴트 작용)하는데, 아무리 입소문으로 유명한 고가의 수분제품을 사용하더라도 실내 공기에 수분이 충분할 때만 그 기능을 100% 발휘하게 된다. 쿨미스트는 이들 제품의 수분공급 효과를 상승시키는 역할을 한다.

또한 원활한 턴오버가 되지 않는 피부들은 수분 부족이라는 공통점을 가지고 있다. 쿨미스트가 분사하는 미세 입자의 수분은 피부 속 각질 사이사이에 스며들어 메마른 각질들을 부풀어오르게 해준다. 칙칙하던 각질세포에 수분이 차오르면서 피부의 투명도도 상승한다. 피부가 민감해서 스크럽이나 AHA와 같은 제품을 사용하기가 꺼려진다면 하루 5분씩이라도 쿨미스트를 쏘이도록 한다. 피부를 촉촉하고 매끈하게 가꿀 수 있다.

사용방법 수분겔, 시트팩을 피부에 사용한 후 스티머의 쿨미스트 기능을 이용하여 10~15분 가량 쏜다. 피부 자극이 거의 없기 때문에 매일 해도 상관없다. 피부각질층 사이사이에 수분이 스며들게 한 후 유분막을 형성(에몰리엔트, 오클루시브 작용)하는 페이셜오일, 크림을 듬뿍 발라준다.

초음파 스크러버

- 침투 원리: 각질·피지 제거, 마사지
- 미용 효과: 블랙헤드 제거, 수분 공급
- 함께 사용할 때 효과를 볼 수 있는 제품: 효소마스크, 수분시트마스크

스크럽 화장품의 각질제거 효과가 만족스럽지 않거나 낮은 농도의 AHA/BHA 제품으로 고농도와 유사한 효과를 보기 원한다면 고려해야 할 제품이 바로 초음파 스크러버다. 초음파 스크러버는 초음파 칫솔과 그 느낌과 효과가 매우 유사하다. 가만히 칫솔을 움직였을 뿐인데도 치아 사이사이에 끼어있던 각종 음식물의 찌꺼기들을 제거해주는 초음파 칫솔처럼 초음파 스크러버도 스팀이나 효소를 이용해 피지와 각질을 조금 분해한 상태에서 사용하면 모공 속의 면포가 덩어리째 툭툭 튀어나오는 것을 볼 수 있다.

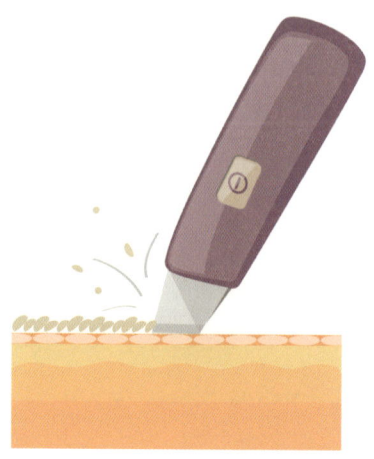

또한 스크러버의 도자를 세워서 사용하면 각질제거 기능으로, 반대로 도자를 눕혀서 사용하면 초음파 마사지 기능으로 사용할 수 있다. 수분 함유량이 높은 수분젤(알로에젤)을 베이스로 바르고 그 위를 가볍게 쓸어주면 초음파의 진동이 피부에 미세한 마사지 효과를 주어 혈액순환을 촉진하고 수분의 입자를 잘게 쪼개어 좀더 깊숙이 피부 속으로 밀어넣는 효과를 준다.

Pro's Tip

각질·피지 제거 기능을 높이고 싶다면 어떠한 각질제거제를 사용하는가에 따라 스크러버의 사용 순서를 달리 해주도록 한다. 스티머+효소팩을 사용할 시에는 스티머를 사용한 후 스크러버를 한다. 그러면 효소와 스팀이 부드럽게 만든 각질과 피지를 스크러버가 가볍게 탈락시켜준다. AHA/BHA 제품을 사용할 시에는 스크러버를 사용 후 AHA/BHA 제품을 사용하도록 한다. 스크러버로 피부 표면의 메마른 각질을 미리 제거하면 AHA/BHA가 모공 속으로 침투하기가 쉬워진다.

많은 여성들의 의견을 들어보면 가장 두드러지는 피부 고민은
화이트닝, 모공케어, 아이케어, 그리고 성인 여드름이다. 이런 문제가 피부에
보이기 시작한다면 서서히 노화의 징후가 가시화되고 있다고 여겨야 한다.
그리고 이를 인식하는 것에서부터 해결의 실마리가 시작된다.
사실 이런 피부 문제가 피부 위로 나타나기까지는 이미 오랜 기간 피부 속에서
단계적으로 복잡한 과정을 거친 이후이다. 때문에 문제를 발견한 후에야
부랴부랴 화장품 매장에 달려가 고가의 에센스를 구입하고 에스테틱 정기권을
끊는 것만으로는 문제가 해결되지 않는다. 자신에게 나타난 피부 문제의 원인을
파악하고 장·단기 계획을 세운 후 그에 따라 다각적인 관리가 이루어질 때
보다 근본적으로 문제를 해결할 수 있다.

Chapter 06

대한민국 여성의 대표적인 피부 고민 넷

Special Skin Care

1
계절에 따라 달라지는 화이트닝 관리

1년 내내 잡티 없이 투명하고 환한 피부를 유지하고 싶은 것은 모든 여성들의 바람일 것이다. 그러나 여름철의 왕성한 피지 분비는 피부톤을 칙칙하게 만들며 강렬한 햇살은 멜라닌의 생성을 자극하여 잡티와 기미를 더욱 짙게 만든다. 또한 겨울철에는 건조한 실내외 환경으로 수분을 잃은 피부가 푸석해지며, 찬바람으로 인해 울긋불긋해져서 균일하고 맑은 피부톤을 잃는다.

이렇듯 계절에 따른 기후 변화는 여성의 피부톤에 큰 영향을 끼친다. 따라서 완벽한 화이트닝 관리를 위해서는 현재의 피부 상태를 파악하여 문제를 해결하는 동시에, 계절이 바뀌면서 피부에 나타날 변화를 미리 예상하고 이를 사전에 예방하는 관리를 병행해야 한다.

봄부터 여름까지의 화이트닝

봄의 건조한 황사, 여름의 강렬한 태양은 피부를 건조하게 하고 멜라닌 합성을 촉진한다. 피부는 햇볕에 그을리고, 모세혈관이 확장되어 울긋불긋해지며, 지저분한 블랙헤드에 칙칙함과 번들거림까지 총체적 난국을 겪게 된다.

솔루션 1 　 아침 각질제거

투명한 피부의 시작은 각질제거에서부터 시작한다. 여름철에는 이미 피부에서 떨어져 나갔어야 할 죽은 피부세포가 피지와 함께 엉켜 끈끈한 상태로 달라붙어 있을 위험이 크다. 따라서 봄과 여름에는 각질제거의 횟수를 늘리는 게 좋다. 광민감을 유발하는 AHA나 BHA와 같은 화학적 각질제거제의 비중을 줄이고 피지를 함께 제거할 수 있는 물리적 각질제거제의 비중을 늘리도록 한다.

여름철의 각질제거는 아침이 가장 적당하다. 밤새 분비된 각질과 피지를 제거해 투명한 피부로 만들 수 있을 뿐 아니라 화이트닝 제품과 자외선차단제의 효과를 높일 수 있기 때문이다. 규칙적인 횟수를 맞추는 것이 어렵다면 아침 세안제를 매일 사용할 수 있는 부드러운 포밍스크럽이나 효소세안제로 바꾸는 것도 한 방법이 될 수 있다. 평소 스크럽을 주 2~3회 정도 했다면 여름철에는 그 횟수를 좀더 늘려 3~4회로 하도록 한다.

나는 아침 세안 시 스킨푸드의 '블랙슈가 마스크'를 포밍클렌저에 섞는 방법을 즐겨 사용하는데 흑설탕의 양으로 그날그날 각질을 제거하는 강도를 조절할 수 있고, 마사지를 하면서 흑설탕이 서서히 녹기 때문에 매일 사용해도 피부 자극이 적다.

평소에 사용하는 스크럽이 여름철의 각질제거에 효과적이지 않다면 '마이크로 더마브레이존'을 시도해보도록 한다. 일반 스크럽보다 훨씬 작은 입자가 피부 자극을 최소화하면서 보다 꼼꼼하고 균일하게 각질을 제거할 수 있게 해준다. 이런 제품으로는 '메리케이 마이크로 더마브레이존', '키엘 에피더멀 리텍스처라이징 마이크로 더마브레이션' 등이 있다.

솔루션 2   아침 **토닝**

나는 토너 필수론자는 아니다. 하지만 여름철 총체적 난국으로 치닫는 피부에 토너는 매우 효과적인 답안이 될 수 있다. 지성피부라면 아침 세안 후 얼굴 전체에, 건성피부라면 피지 정돈 기능이 있는 토너를 솜에 적셔 T존을 중심으로 얼굴을 닦아준다. 피부에 남아 있는 각질을 정돈해줄 뿐 아니라 얼굴이 번들거리지 않도록 도와주어서 낮 시간 동안의 다크닝 현상을 줄여줄 수 있다.

솔루션 3   아침 **비타민C 에센스**

화이트닝 에센스도 좋지만 여름철의 햇볕에 의한 피부 손상을 막기 위해서는 항산화 성분이 풍부한 비타민C 에센스가 효과적이다. 비타민C는 멜라닌 합성을 억제해주는 강력한 미백 성분일 뿐만 아니라 항산화 작용으로 낮 시간대의 공해 및 활성산소로부터 피부를 보호해서 노화를 억제하고 콜라겐 합성을 도와주는 탄력과 안티링클의 역할을 동시에 한다.

대부분의 비타민C 에센스는 워터 타입이거나 실리콘 타입으로 되어 있어 얼굴에 유분이 더해지는 것을 최소화한다. 또한 자외선 차단제와 함께 사용하면 피부의 광손상을 줄여주기 때문에 화이트닝 효과뿐 아니라 유해환경으로부터 피부를 보호하여 피부 전반의 광노화를 억제해준다. 대표적인 제품으로는 '피토수티컬즈 수프림 세럼', '키엘 파워풀 스트렝스 라인 리듀싱 컨센트레이트' 등이 있다.

솔루션 4　**아침 자외선 차단**

점점 강렬해지는 UVB 자외선에 맞서 자외선 차단제를 바꿔주는 것도 한 방법이다. SPF 지수를 겨울철보다 한 단계 높여주고(예를 들어 SPF 30의 자외선 차단제를 사용했다면 SPF 50+로 높이도록 한다), 방수 기능이 있는 제품을 선택하여 지속력을 높이도록 한다.

솔루션 5　**저녁 녹차와 시트마스크를 이용한 쿨링 관리**

피부의 온도가 높아질수록 피지 분비는 더욱 많아지고, 모공은 넓어지며, 열의 자극을 받은 피부는 멜라닌 합성을 촉진한다. 이렇게 모세혈관이 확장되어 얼룩덜룩해진 피부는 결과적으로 피부를 지저분하게 보이게 한다.

　냉장고에 항상 시트마스크를 차갑게 보관하고 있다가 외출 후 달아오른 피부를 빠르게 식혀주도록 한다. 시중의 시트마스크 중 마음에 드는 것이 없다면 녹차를 진하게 우려 보관한 다음 화장솜에 적셔 얼굴에 붙여주는 것도 효과적이다.

솔루션 6　**저녁 딥클렌징마스크**

각질과 피지를 한꺼번에 정리하기 위해 딥클렌징마스크만큼 효과적인 것은 없다. 지금까지 시트마스크만 애용하였다면 여름철에는 저녁 세안 후 주 1~2회, 클레이 성분의 딥클렌징마스크를 사용해보자.

가을부터 겨울까지의 화이트닝

강렬한 햇볕이 내리쬐는 계절은 지나갔다. 가을이 되면서 여름철에 짙어졌던 주근깨와 기미는 특별한 관리를 하지 않아도 서서히 색이 흐려진다. 하지만 겨울철에는 또 다른 시련이 피부를 탁하고 불투명하게 만든다. 추운 겨울의 날씨는 몸만 움츠러들게 하는 것이 아니라 피부의 신진대사 자체를 저하시킨다. 결과적으로 피부의 턴오버 역시 둔화되어 각질이 쌓이게 되고, 실내의 히터는 피부의 수분을 순식간에 증발시켜버려서 피부가 거칠어지고 칙칙해진다.

솔루션 1   아침 **자외선 차단**

색소침착과 피부 노화를 일으키는 UVA는 계절에 상관없이 1년 내내 동일한 수준을 유지한다. 그러므로 UVB를 차단하는 SPF 수치를 여름철에 비해 낮췄다 하더라도 UVA의 차단수치인 PA 수치는 결코 낮춰서는 안 된다.

솔루션 2   아침/저녁 **에센스**

화이트닝 에센스의 목적은 멜라닌의 생성을 억제하는 것이다. 멜라닌의 생성을 촉진하는 자외선이 약화된 만큼 에센스는 화이트닝 한 가지에만 올인하기보다 피부의 투명함을 개선할 수 있는 에센스와 병행하여 사용하도록 한다.

    피부의 투명함을 위해서는 각질제거와 각질층의 수분 함유량이 무엇보다 중요하다. 낮에는 화이트닝 에센스와 수분에센스를 번갈아 사용하고, 밤에는 화이트닝 에센스와 피부 턴오버를 촉진시켜주는 레티놀 에센스를 번갈아 사용하도록 한다.

솔루션 3　　저녁 **각질제거**

여름의 각질제거가 피부 다크닝 현상을 막는 것이 목적이라면 겨울의 각질제거는 메마른 각질을 제거하는 것에 초점을 맞춘다. 반짝반짝 빛나는 피부는 빛의 반사가 가장 중요한 관건이다. 메마르고 거칠어진 겨울철 피부는 빛의 투과와 반사가 제대로 되지 못해 칙칙하고 푸석푸석해 보이게 된다. 햇빛이 약해지는 가을과 겨울철은 매끄러운 피부결 정돈에 효과적인 화학적 각질제거 성분AHA을 사용하기에 적기다. 또 각질제거는 아침보다는 저녁이 적당하다. 보습력 있는 마스크나 크림에 화학적 각질제거 성분인 AHA 성분이 함유된 것을 사용하는 것이 효과적이고, AHA 중에서도 보습 기능과 멜라닌 합성 억제 기능이 있는 락틱애씨드가 함유된 제품을 사용하면 피부자극과 건조를 줄일 수 있다. 더불어 평소 사용하는 나이트 크림과 AHA 크림을 번갈아 사용하면 보습과 화이트닝 효과를 모두 얻을 수 있다.

솔루션 4　　저녁 **수면팩 마사지**

겨울에는 낮은 온도로 인해 모세혈관이 수축되어 피부가 창백해진다. 수분이 부족해진 상태에서 피부가 창백해지면 여름철의 다크닝 현상과 반대의 의미에서 피부가 칙칙해 보인다. 이럴 때는 규칙적인 마사지를 해준다. 마사지는 혈액순환을 촉진시켜 피부 전반에 영양을 공급해줄 뿐 아니라 피부에 보습을 강화시켜주며 자극 없이 각질을 제거할 수 있는 효과적인 방법이다.

　시중의 마사지 크림은 지나친 유분으로 트러블을 일으킬 수 있으므로 수분크림팩(수면팩)과 수분크림 혹은 페이셜 오일을 섞어 가볍게 마사지해준다. 전문적인 마사지 교육을 받지 않은 이상 10분을 넘는 긴 마사지는 오히려 피부를 자극할 수 있으므로 5분 이내로 끝내도록 한다. 피부에 유분을 침투시키는 것이 목적이므로 마사지 후 씻어낼 필요 없이 그대로 잠자리에 든다. 각질제거 효과를 높이고 싶다면 마사지 후 필오프 마스크를 해주고 20분 후 떼어낸다. 대표적인 제품으로는 '더 페이스샵 흑효모 필오프팩', '설화수 옥용팩' 등이 있다.

Special Skin Care

2

블랙헤드에서 늘어진 모공까지 단계별 관리

 화이트닝과 더불어 대한민국 여성의 지갑을 여는 또 다른 키워드는 모공 관리다. 그러나 결론부터 말하자면 한번 늘어난 모공은 결코 줄어들지 않는다. 안타까운 일이지만 모공의 크기는 태어났을 때부터 정해져 있으며 피지의 분비량, 즉 피부 타입에 따라 그 크기가 조금씩 달라진다. 따라서 효과적인 모공 관리를 위해서는 선천적 모공의 크기와 후천적 모공의 크기 모두를 고려해야 한다.
 지성피부의 모공 크기는 건성피부보다 클 수밖에 없다. 그리고 이 크기는 어떤 고가의 레이저를 사용하더라도 결코 줄일 수 없다. 지성피부의 문제는 넓은 모공 속에 왕성히 분비된 피지와 각질이 쌓여 그 크기가 점점 더 커진다는 것이다. 바로 블랙헤드라 불리는 면포성 여드름의 일종이다. 젊은 시절에는 세안 후 송송 올라온 피지를 짜는 것만으로도 모공을 쉽게 원래 크기로 되돌릴 수 있었으나, 나이가 든 이후에는 블랙헤드를 제거해도 뻥 하니 열린 모공이 좀처럼 닫히지 않아 오히려 블랙헤드가 있을 때보다 더 모공이 커 보이게 된다. '코팩을 하면 모공이 더 넓어진다'라는 루머가 떠돌게 된 이유이기도 하다.

늘어진 모공, 원인은 자외선

모공 크기가 확장되는 후천적인 원인으로는 우선 신체의 변화를 들 수 있다. 호르몬, 스트레스, 날씨 등의 영향으로 피지 분비가 증가되면 이는 면포 생성으로 이어진다. 또한 유전적 요인과 자외선, 흡연, 식습관 등 여러 요인들이 더해지면 콜라겐과 엘라스틴의 조직이 느슨해지며 모공 확장으로 이어지게 된다.

모공을 확장시키는 대표적인 나쁜 생활습관은 잦은 사우나와 더운 물 세안이다. 이런 습관으로 피부 속 수분 소모량이 많아지고 피부 탄력이 떨어지면서 피부가 건조해진다. 이밖에 손으로 뾰루지를 짜는 행동은 모공에 상처를 입히므로 피해야 하며, 스트레스와 수면 부족, 술과 담배, 자극적인 음식과 탄수화물 과잉의 식습관 등도 모공의 건강을 해치는 요인이다.

더 큰 문제는 25세 이후 나타나는 노화 모공이다. 모공이라고는 평생 모르고 살았던 건성피부조차 어느새 모공이 눈에 띄기 시작하며, 한번 눈에 띄면 기하급수적으로 늘어나는 듯 보이기 때문이다.

그렇다면 왜 지금까지 눈에 띄지 않던 모공이 어느 날 갑자기 생긴 것일까. 모공 확장 역시 자외선에 의한 광노화의 한 증상이라 할 수 있다. 자외선에 의해 서서히 손상된 피부는 콜라겐의 손상이 가속화되면서 피부를 지지하던 힘을 잃게 된다. 여기에 중력이 피부를 아래로 끌어당기면서 세로 주름 혹은 대각선의 실과 같은 길쭉한 모양으로 모공이 늘어나게 된다.

타고난 모공의 크기는 절대 줄어들지 않는다

타고난 모공의 크기는 결코 줄이지 못하지만 노화의 징후로 탄력을 잃은 모공의 크기를 본래 크기로 되돌리는 것은 어느 정도 가능하다. 모공의 탄력을 되찾기 위해서는 콜라겐의 재합성을 촉진하는 것만이 유일한 방법이며, 이것은 결국 안티에이징 제품과 같은 원리다. 때문에 나이가 어리다고 해서 안티에이징 에센스 대신 모공에센스를 구입하는 것은 잘못된 선택이다. 현재 나와 있는 어떠한 첨단 클리니컬 스킨케어 성분도 모공만 타깃으로 삼아 늘어난 모공의 크기를 줄여주는 역할을 하지는 못하기 때문다.

모공 미스트나 아스트린젠트도 대부분 위치하젤, 알코올 등으로 피부 표면에서 번들거리는 피지를 제거하는 매티파잉 효과를 주거나 알코올의 자극으로 살짝 부풀어 오르게 만들어 시각적인 요철 완화 효과를 줄뿐 실제로 모공의 크기를 줄이는 것은 아니다. 여름철에 많이 사용하는 아이스미스트도 마찬가지다. 피부 온도를 일시적으로 낮추면서 피부가 바짝 조여지는 느낌을 주는데, 이를 모공 수축으로 착각하면 안 된다. 피부 온도가 원래대로 돌아오는 것은 순식간이며 모공 역시 빠르게 제 크기로 되돌아온다. 그렇다면 어떤 제품들이 모공케어에 효과적일까?

모공 관리에 효과적인 제품들

모공 관리는 쉽지 않지만 그나마 효과적인 제품들로는 아래의 세 가지를 들 수 있다.

❶ 코팩
콧등에 팩트를 사용했을 때 올록볼록 튀어나온 블랙헤드의 머리가 보인다면 코팩의 효과를 가장 확실하게 볼 수 있다. 콧등의 블랙헤드를 부드럽게 불려주는 피지연화제를 발라준 다음 10분간 코팩을 해준다.

❷ 효소클렌저
지성피부의 각질 관리에 적합할 뿐 아니라 코팩의 사용 전후 관리에도 효과적이다. 우선 메이크업과 오염 물질을 제거한 깨끗한 상태에서 스팀을 5~10분간 쏘여 모공을 열어준 후 피지가 살짝 불어 모공 위쪽으로 삐죽 머리를 내밀면 효소세안제를 사용하여 세안을 한다. 이때 얼굴에 거품을 내서 마사지한 후 바로 씻어내지 않고 2~3분간은 피부에 그대로 두어 효소가 피지를 분해할 시간을 주도록 한다. 깔끔하게 씻어낸 후 피부 표면으로 올라온 피지는 면봉이나 코팩을 이용해 다시 한번 제거해준다.

❸ 딥클렌징마스크
블랙헤드가 빠져나간 자리의 모공에는 딥클렌징마스크를 사용하여 모공 속 남은 피지와 각질을 제거하는 동시에 모공을 조이는 마무리 관리를 해준다. 러쉬의 마스크오브 매그너민티 등의 제품을 사용해주면 된다.

Ask Winnie

SK-II 레드에센스가
모공을 조일 수 있을까요?

Q. 새로 나온 SK-II 에센스 광고를 보니 피부에 쫀쫀하게 탄력을 주어 모공이 작아진다고 하는데 효과가 있을까요? 이건 기능성 화장품이기도 하더라고요.

A. 모공을 줄이는 기능성 화장품은 존재하지 않아요.

SK-II 에센스의 제품 설명 어디에도 '모공을 줄여준다'는 표현은 없어요. 대신 '모공이 작아 보인다'라고 쓴 것을 볼 수 있어요. 즉 모공 자체의 변화가 아니라 어디까지나 시각적인 효과인 것이죠. 물론 소비자들은 이런 광고 문안을 세심하게 읽지 않고 제품이 모공을 쫀쫀하게 조인다고 믿을 것이고, 그것이 소위 모공 에센스라는 것을 만드는 모든 화장품 회사가 원하는 효과이기도 합니다.

또 이 제품이 기능성 화장품이기는 하지만 모공이 아닌 주름개선 기능성 화장품으로 인증 받은 안티에이징 에센스예요. 광고의 콘셉트를 모공 쪽으로 잡았을 뿐 다른 안티에이징 에센스와 비교해 특별히 모공의 크기를 줄여줄 만한 차별화된 성분과 기능을 가지고 있는 것은 아니에요.

성분표를 봐도 물 바로 다음 성분이 사이클로메치콘(실리콘)이고 그 외에 디메치콘(실리콘) 성분이 보여요. 스킨케어 제품이든 메이크업제품이든 실리콘이 주성분으로 사용되는 경우 그 목적은 매우 분명해요. 실리콘으로 피부에 막을 입혀 피부결이 일시적으로 매끈하고 보들보들하게 느껴지게 하는 것이죠. 이런 이유로 주름 사이의 피부 굴곡을 메우는 안티링클 필러나 모공 에센스 모두 성분표의 첫째줄은 2~3가지 이상의 실리콘으로 채워져 있어요.

물론 실리콘이 함유되어 있다는 것만으로 그 제품을 폄하할 이유는 없어요. 실리콘은 에센스의 유효성분을 안정적으로 유지시키면서 피부에 전달해주는 등의 유용한 부분도 많지요. 다만 소비자들은 이러한 성분들이 들어 있다는 것을 모르고 피부결이 개선됐다고 착각하게 될 가능성이 높다는 이야기죠. 따라서 현재 다른 안티에이징 에센스를 사용하고 있다면 모공 관리를 위해 이 에센스를 또 구입할 필요는 없어요. 그보다는 메이크업 프라이머나 모공 컨실러를 구입하는 것이 더 나을 거예요.

Special Skin Care

3

눈가 주름, 정말 없앨 수 없는 건가요?

눈꺼풀의 표피 두께는 0.04mm 정도로 입술과 더불어 얼굴 피부에서 가장 얇은 부위에 속한다. 그래서 눈가 피부는 얼굴에서 가장 먼저 노화의 징후가 나타나는 부위이기도 하다. 많은 여성들이 20대 초반부터 고가의 아이크림을 바르며 눈가의 노화가 '적어도 예방은 될 수 있기를' 바라지만, 정작 눈가 노화의 원인과 그에 대한 적절한 관리 방법을 알지 못하는 경우가 대부분이다.

나이에 따른 눈가 주름의 변화

잔주름
20대 중후반에 처음 발견되는 눈가의 잔주름은 눈밑의 피부에서 볼 수 있으며, 얇은 습자지를 살짝 구긴 듯 깊이는 거의 없지만 자잘한 선들이 피부의 결을 타고 흐르는 형태로 나타난다. 주로 수분 부족 현상, 기후 등에 영향을 받으며 보습 기능이 풍부한 아이케어 제품을 사용해주는 것으로 증상이 개선이 될 수 있다.

표정 주름

30대부터 본격적으로 나타나기 시작하지만 빠르면 20대 초반에도 나타난다. 웃거나 눈을 찡그릴 때 눈꼬리에 세 줄의 선명한 선이 나타나게 되는데 이것이 까마귀의 발과 유사하다고 하여 크로우스 핏crow's feet이라고도 부른다. 문제는 반복적으로 눈을 깜박이거나 자신도 모르게 짓는 표정으로 인해 깊은 주름으로 발전할 수 있다는 점이다. 아이크림의 경우 펩타이드 성분의 제품을 사용하면 눈가의 진피층의 콜라겐 합성을 돕는 동시에 유사 보톡스 효과로 눈가에 팽팽한 긴장감을 주어 주름의 깊이를 완화시킬 수 있다.

깊은 주름

40대에 나타나는 눈가의 깊은 주름은 자외선으로 인한 광손상과 신체 내의 노화가 함께 진행되면서 더욱 깊어진다. 눈가의 피지분비량이 줄어들고 수분 보유력이 떨어지게 되어 나타나는 건조성 주름과 함께, 진피층의 콜라겐과 엘라스틴이 파괴되면서 피부의 탄력과 탄성이 떨어져 피부의 처짐이 나타난다. 충분한 보습 관리를 위해 유수분이 충분히 함유된 촉촉한 크림을 사용해야 한다. 또 콜라겐 재합성 촉진으로 주름을 개선할 수 있도록 관리해주는 것도 좋다. 그밖에도 이미 깊어진 눈가 주름의 깊이를 메워줄 수 있는 필러 기능의 기능성 제품은 빠른 안티링클의 효과가 있다. 이런 제품은 눈가 주름의 요철을 메우면서 빛을 난반사시켜 시각적으로 주름이 얇아 보이게 하며 얼굴에 즉각적으로 젊은 생기를 가져온다.

눈가 주름의 원인은 자외선과 수분 부족

눈가 주름 역시 얼굴 주름과 마찬가지로 자외선에 의한 피부 손상이 가장 큰 원인이다. 그러므로 자외선 차단 없이 아이크림만을 바르며 눈가 주름을 애기한다는 것은 난센스이다. 얇은 표피를 지나 진피층까지 자외선 손상이 깊어지는 것은 주름 생성에 직격탄이 된다. 또 자외선은 눈가 주름뿐만 아니라 다크서클의 원인이기도 하다. 자외선에 의해 모세혈관 벽이 약화되고 눈가의 색소침착이 진행되면 다크서클로 이어질 수 있다.

 눈가 주름이 생긴 후 부랴부랴 고가의 아이크림을 구입하기보다는 효과적인 자외선 차단으로 눈가 주름의 형성을 방지하는 것이 무엇보다 중요하다. 외출 시에는 선글라스, 양산, 모자 등으로 2중, 3중의 보호를 하고, 자외선 차단제를 눈가에도 꼼꼼히 발라주도록 한다. 만약 자신이 사용하는 자외선 차단제에 '눈가 피부를 피해서 사용하라'라는 설명이 있다면 눈 주위와 입술 전용으로 나온 선스틱 혹은 자외선 차단 기능의 아이크림을 사용하도록 한다.

 눈가 노화의 다음 요인으로는 건조함을 들 수 있다. 피지 분비가 거의 없는 눈가 피부의 특성상 처음에는 수분 부족으로 인한 잔주름(가성주름)으로 시작한다. 20대 중후반 처음 발견되는 눈가의 잔주름은 자잘한 선들이 피부의 결을 타고 흐르는 형태를 보이지만, 여기에 자외선에 의한 손상이 더해지면서 링클(진성주름)로 깊어지게 된다. 잔주름은 주로 눈가 피부의 수분 부족 현상, 건조한 기후 등에 영향을 받으므로 보습 성분이 풍부한 아이케어 제품을 사용해주는 것으로 증상을 개선시킬 수 있다.

가장 확실한 링클 케어는 보톡스와 선글라스

대표적인 아이케어 제품으로는 아이크림을 들 수 있다. 안티링클 기능의 아이크림을 바를 때는 눈꼬리에서 눈밑을 지나 눈앞머리로, 눈앞머리에서 눈꺼풀을 지나 눈꼬리의 방향으로 눈가의 주름을 펴주듯이 마사지하면 더욱 효과적이다. 만약 유분이 많은 크림을 사용하면 비립종이 쉽게 일어나는 피부라면 아이시트 마스크를 15분간 사용한 후, 수분을 잔뜩 머금은 눈가에 평소 사용하던 아이크림으로 가볍게 마사지를 해준다.

요즘엔 시중의 화장품 매장에서 판매하는 아이패치에 대한 관심이 높은데, 아이크림이나 아이젤을 바른 후에 아이패치를 덧붙이고 자면 밤사이 제품의 흡수를 높여주고 불필요한 표정 주름이 생기는 것을 방지해주는 효과가 있다.

한 시간에 700회가 넘는 깜빡임, 찡그림과 웃음 등 눈가의 근육을 움직이게 하는 수많은 요소들은 눈가에 노화의 징후가 가장 먼저 나타나게 만든다. 그리고 이는 표정 주름, 링클로 이어지게 되는데, 여기에는 보톡스와 선글라스가 효과적이다. 잡지를 보면 페이스 요가에서부터 각종 지압법, 마사지법으로 눈가 주름을 없애는 방법이 소개되어 있지만 이 방법들은 눈가의 피로를 풀어줄 수는 있어도 이미 생성된 주름을 없앨 수는 없다. 오히려 불필요한 눈가 근육의 반복적 움직임과 잘못된 손놀림으로 표정 주름의 생성을 더욱 촉진할 가능성이 높다. 반면 눈가 근육의 수축과 이완을 더디게 하는 보톡스는 아이 링클케어에 가장 확실한 해답이

자 더 굵은 주름이 생기는 것을 방지하는 예방책이다. 또 평소에 눈 전용 자외선 차단제를 사용할지라도 햇빛이 강렬한 여름이나 대낮의 외출에는 반드시 선글라스를 껴주도록 한다. 자외선 차단효과 외에도 눈의 찡그림을 방지해주는 기능이 있기 때문이다.

다크서클 & 아이백을 줄이는 십계명

1. 자외선 차단을 한다

자외선은 눈가 주름뿐 아니라 다크서클의 원인이기도 하다. 모세혈관 벽을 약하게 만들어 혈액순환이 더뎌지고, 자외선으로 인해 얇아진 피부를 통해 혈관이 비쳐보이게 된다. 평소 사용하는 자외선 차단제나 눈가와 입술 전용으로 나온 선스틱, 혹은 자외선 차단 기능의 아이크림을 사용해 철저히 자외선을 차단한다. 그리고 외출 시에는 선글라스, 양산, 모자 등으로 2중, 3중의 보호를 한다.

2. 메이크업은 반드시 지우고 잔다

누구나 한번쯤은 너무 피곤해서 메이크업을 지우지 않고 그대로 잠이 든 경험이 있을 것이다. 이렇게 메이크업을 지우지 않고 자면 피부 위에 남은 아이섀도가 그렇지 않아도 건조한 눈꺼풀 피부를 더욱 건조하게 하여 주름 형성에 일조한다. 또 마스카라의 가루들이 안구에 들어가게 되면 눈이 충혈되고 다크서클이 악화될 수 있으며 눈가의 자극은 눈 주위의 얇은 피부에 수분을 정체시켜 아이백의 원인이 되기도 한다. 정말 피곤해서 손가락 하나 까딱할 힘이 없다면 침대 머리맡에 티슈형 메이크업 리무버를 준

비해두자. 눈가와 얼굴 전체의 메이크업을 지우는 데 30초면 충분하다.

3. 식습관을 바꿔본다
다크서클의 원인 중 하나는 알레르기로 꽃가루나 음식을 통해서 나타날 수 있다. 알레르기를 일으키는 대표적인 식품으로는 유제품, 밀가루 등이 있으므로 이들 음식의 섭취를 줄이는 것도 한 방법이 될 수 있다.

4. 야식은 금물
저녁에 짠 음식(찌개, 감자칩, 라면)을 먹으면 신체 내의 염분 밸런스가 깨져 신체는 밤 사이 이를 희석시키기 위해 과잉의 수분을 정체시키게 된다. 그 결과는 아침의 부은 얼굴과 부은 눈이다.

5. 흡연 및 과다한 알코올 섭취는 금물
흡연과 알코올 섭취는 신체 내에 유해산소를 발생, 모세혈관의 수축으로 혈액순환을 저하시키고 다크서클을 짙게 한다. 특히 알코올 섭취로 인한 체내의 탈수는 눈가의 피부를 약화시켜 불룩한 아이백을 생성시킨다.

6. 잠자는 습관을 바꾼다
혹시 잠잘 때 옆으로 눕거나 엎드려 자는 타입이라면 잠자는 자세를 바꾸는 게 좋다. 이러한 취침 자세는 잠자는 동안 피부 내의 수분이 눈 밑에 정체되게 만든다. 잠잘 때는 똑바로 누워서 자도록 하자. 베개의 높이를 높게 하면 중력의 영향을 덜 받아 수분이 얼굴에 모이는 것을 방지하고 수분이 신체 아래로 흘러가게 하는데 도움이 된다. 하지만 머리 뒤에 높은 베개를 두어 머리의 각도를 높이는 방법은 밤사이의 눈의 붓기는 예방할 수 있으나 목의 주름을 더 깊게 할 수 있는 단점이 있다는 것도 염두에 두어야 한다.

7. 눈가에도 화이트닝 관리를

자신의 눈가에 생긴 다크서클 종류를 확인해볼 필요가 있다. 지금까지 혈관이 비치는 다크서클이라 생각했는데 눈밑 피부를 팽팽하게 당겨보니 그것이 눈밑에 생긴 색소침착으로 발견되는 경우는 드물지 않다. 이럴 땐 눈가 전용으로 나온 비타민C 세럼과 함께 자외선 차단제를 꾸준히 발라주는 것이 도움이 된다.

8. 심각한 다크서클에는 컨실러를

때로는 다크서클에 좋다는 모든 방법을 동원해도 효과가 없을 때가 있다. 그때는 메이크업의 힘을 빌린다. 피부톤과 일치하는 컨실러는 얼굴 어느 부위에 써도 모두 효과적이다. 하지만 다크서클의 경우 컨실러를 사용하기 전 눈가 그늘을 중화할 수 있는 코렉터 기능의 컨실러를 먼저 발라준다. 예전엔 다크서클용 컨실러는 무조건 노란색으로 통일하기도 했지만 요즘엔 컬러도 다양해졌다. 다크서클이 보랏빛이 강하다면 노란색을(ex. 캔메이크 컬러스틱), 블루톤에 가깝다면 복숭아색이나 살구색을(ex. 스킨푸드 연어 다크서클 컨실러 크림, 바비브라운 코렉터), 회색톤이라면 핑크색이 효과적이다.(ex. 베네피트 아이브라이트)

9. 비타민K를 살펴볼 것

아이젤류의 아이케어 제품들은 다크서클과 아이백을 동시에 개선시켜준다고 하지만 실질적으로 이들 제품은 약간의 수딩 성분(녹차, 오이)과 배농 촉진 성분(카페인)을 함유한 가벼운 모이스처라이저에 불과한 경우가 대부분이다. 좀더 센 작용의 성분을 찾는다면 비타민K가 함유된 아이크림도 하나의 선택이 될 수 있다.

10. 충분한 수면
충분한 수면과 휴식은 두말할 필요가 없는 피부를 위한 최고의 보약이다.

> **Pro's Tip**
>
> 외과적 시술의 하나인 더말 필러, 지방재배치술 등은 다크서클, 아이백 관리를 위한 방법으로 고려해볼 만하다. 눈가의 지방을 덜어낸 후 지방이 필요한 다른 부위로 재배치하는 지방재배치술은 아이백과 다크서클이 같이 있는 경우 효과적이다. 피부 바로 밑에 필러를 넣어 눈 밑 그늘을 흐려 보이게 하는 기능을 한다. 의사의 숙련도가 매우 중요한 시술이기 때문에 반드시 전문가에게 받아야 한다.

Ask Winnie

자외선 차단제를
사용할 때마다 눈이 시려요.
키엘 아이스틱을 사용하면 어떨까요?

Q. 눈가 주름과 다크서클을 방지하기 위해서는 눈 주위에도 자외선 차단제를 꼭 발라야한다고 들었어요. 그런데 자외선 차단제를 바를 때마다 눈이 너무 시려요. 그래서 방법을 찾던 중 키엘에서 아이스틱이라는 눈가 전용 자외선 차단제가 나오는 걸 발견했어요. 눈가전용이니까 눈이 시리지 않을 것 같은데 어떤가요?

A. 눈가 피부 전용 자외선 차단 성분이라는 건 존재하지 않아요.

자외선 차단제를 쓸 때마다 눈이 시리다면 그 원인은 두 가지예요. 첫째는 화학적 자외선 차단 성분에 예민한 경우로 이럴 때는 제품의 성분을 체크하면 됩니다. 둘째는 제품의 문제로, 약한 방수성을 가진 경우이며 이때는 방수 기능의 자외선 차단제를 사용하면 됩니다. 자외선 차단제는 페이스용, 보디용, 립용, 아이용 등 신체의 어느 부위든 동일한 성분을 사용해요. 다만 자외선 차단 성분 외의 보습 성분이나 제형에 의해서 구분이 되는 것이지요. 화학적 자외선 차단 성분 중에서도 아보벤존(부틸메톡시벤조일메탄)과 옥시벤존(벤조페논-3)의 조합은 눈 시림이 가장 큽니다. 그런데 키엘 아이스틱의 자외선 차단 성분을 보면 아보벤존 3%를 포함한 4가지 화학적 자외선 차단 성분으로 구성된, 100% 화학적 자외선 차단 성분의 제품이에요. 본인의 눈이 원래 아보벤존과 같은 화학적 자외선 차단 성분에 예민하다면 이 제품 또한 눈물을 쏟게 하지 않는다는 보장은 없지요. 평소에 화학적 자외선 차단 성분의 자외선 차단제를 사용했을 때 눈 시림이 있었다면 물리적 자외선 차단 성분(티타늄디옥사이드, 징크옥사이드)만을 함유한 제품을 선택하는 것이 좋아요.

또 일반적인 페이스용 자외선 차단 제품은 레저용으로 구분된 제품이 아니라면 대개 방수성이 약한 경우가 많아요. 즉, 땀이나 피지로 인해 눈에 흘러들어갈 가능성이 높아요. 그러므로 자외선 차단제를 방수성이 우수한 제품으로 바꾼다면 굳이 눈가전용 제품을 사용하지 않더라도 눈 시림을 많이 예방할 수 있습니다.

Special Skin Care

4
25세부터 시작하는
성인 여드름 관리

10대와 20대 초반엔 피부가 좋다고 자신했는데 정작 성인이 되어 여드름 때문에 고민하는 여성들이 많다. 성인 여드름은 더 이상 드문 현상이 아니며, 그중 많은 여성들이 청소년기에는 없던 여드름이 성인이 되고 나서 문제가 되고 있다. 생리 시기에만 올라오는 간헐적인 여드름이라면 굳이 성인성 여드름이라고 말할 순 없다. 하지만 없어졌다가 사라지기를 끊임없이 반복하고 한 번 난 곳에 다시 나고, 그 자리가 결국에는 흉터나 여드름 자국으로 남게 된다면 진지하게 성인 여드름 관리를 시작하는 것이 좋다.

성인 여드름은 청소년기의 여드름과는 다르다

면포성 여드름이란 염증으로 발전하기 이전의, 좁쌀 형태의 여드름을 말한다. 모공이 열려 피지가 산화하면 까맣게 변하는데 이를 블랙헤드라 부르고, 반대로 모공이 닫힌 상태에서 피지가 모공 속에 갇혀 하얀 상태인 것을 화이트헤드라 부른다. 10대의 여드름 피부는 왕성한 피지 분비를 특징으로 하며, 얼굴의 윗부분에 해당하는 T존을 중심으로 블랙헤드와 염증성 여드름이 집중되어 있다. 반면 성인 여드름의 경우 블랙헤드보다는 화이트헤드가 더 많다는 것이 특징이다. 여드름도 얼굴의 아래쪽에 해당하는 U존, 특히 하악, 턱, 심한 경우 목과 가슴까지 이어지게 된다.

성인 여드름이 고민이라면 모든 화장품을 여드름 피부용으로 바꾸기보다 진정, 색소침착 관리, 피부재생 등의 클리니컬 제품을 함께 병행하여 사용하는 것이 좋다. 클렌저, 에센스, 모이스처라이저 등에서 여드름 피부용 제품을 메인으로 사용한다면, 서브 제품으로 여드름 피부용이 아닌 스킨케어 제품을 준비해서 서로 번갈아가며 사용하면서 균형을 맞추는 것이다. 이런 방법이 피부가 예민해지고 건조해지는 것을 막는 데 효과적이다.

성인 여드름의 원인은 복잡하다

성인 여드름의 원인으로는 유전적 영향, 남성호르몬(안드로겐)의 생성을 촉진하는 스트레스, 남성호르몬이 포함된 피임약 복용, 유제품(호르몬), 해조류(요오드), 정제 탄수화물(당) 같은 식품 등 다양하다.

클렌징이 제대로 되지 않아 피부에 남아 있는 화장품도 문제가 되는데, 립글로스와 립밤은 입술 라인의 화이트헤드를 유발하며 헤어스타일링 및 헤어컨디셔너 등의 헤어 제품들은 이마와 두피에 여드름을 생기게 한다. 또 물리적 자외선 차단제의 방수 기능과 돌가루 성분 등도 여드름의 원인이 된다.

그밖에 잘못된 스킨케어 방법으로 인해 여드름이 나기도 한다. 로션, 수분크림, 자외선 차단제, 비비크림을 겹쳐 바르는 것은 모공을 막는 지름길이다. 또 오버 클렌징과 오버 엑스폴리에이팅도 문제다. 성인이 되어 여드름을 처음 접하는 경우 보통 메이크업을 여드름의 원인으로 지목하게 되고, 오버 클렌징을 하게 된다. 하지만 세안 후 피부가 얼얼하고 발갛게 달아오른다면 피부가 자극을 받고 피지 분비는 더욱 촉진되어 여드름이 더욱 악화될 수 있다. 각질을 제거하기 위해 스크럽을 사용하는 것도 금물이다. 대부분의 여드름은 피부 표면에서 모공이 막히기보다 피부 속

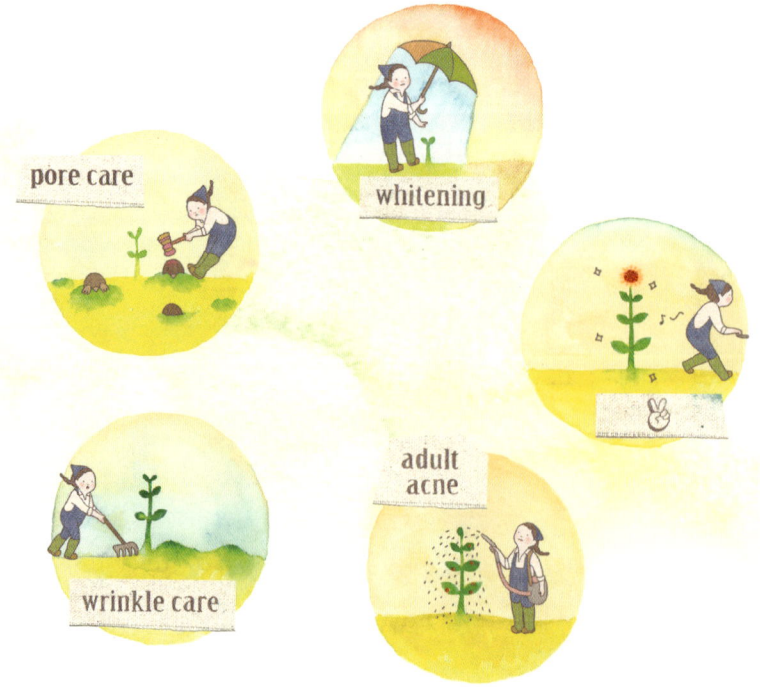

모공벽에서 막히는 경우가 많기 때문에 피부 표면을 거친 스크럽으로 문지르는 것은 염증이 나서 예민해진 피부를 더욱 자극할 뿐이다.

여드름을 악화시키는 나쁜 식품들을 멀리하라

여드름의 원인은 아직 완전하게 규명되지 않고 있다. 음식이 여드름에 직접적인 영향을 미치지는 않는다는 것이 정설이기는 하나, 최근 다수의 연구들은 특정 음식물의 섭취가 여드름과 연관이 있다는 것을 보여주고 있다. 유제품(우유, 피자)의 경우 그 안에 포함된 남성호르몬인 안드로겐과 성장호르몬이 인슐린 분비를 자극해 성인 여드름을 유발한다는 연구가 있다. 또 높은 GI 지수의 정제 탄수화물, 요오드 함량이 높은 해조류 등도 여드름의 원인으로 지목된다. 그중 가장 주목을 받는 것은 바로 정제 탄수화물이다. 당이 많이 함유된 탄수화물을 섭취하게 되면 인체는 혈당을 낮추기 위해 인슐린을 분비하게 되는데, 이와 동시에 피지 분비도 함께 늘어나게 되어 여드름이 더욱 악화된다.

실제로 내가 만난 성인 여드름을 가진 여성들 대부분이 수면 부족, 스트레스와 더불어 인스턴트 음식과 빵 등을 좋아하는 것을 볼 수 있었다. 이는 지난 30년 동안의 한국인의 식생활 변화와 성인 여드름의 증가를 완전히 떼어놓고 볼 수만은 없다는 것을 의미한다.

여성들은 다이어트를 한다며 저지방 식품을 구입하지만, 저지방 요구르트 등에 지방 특유의 고소한 맛을 대체하기 위해 설탕을 더 집어넣는다는 사실은 잘 모른다. 그러므로 식품을 고를 때는 지방이 적은 것보다는 당분이 적은 것을 선택하는 것이 현명하다.

예부터 여드름의 주범으로 지목되어 온 고지방 음식들은 오히려 여드름 유발 식품에서 제외되는 추세다. 항염기능의 오메가-3 지방, 비타민E, 비타민A 등의 부족도 여드름의 원인으로 꼽히기 때문에 당은 낮추되 건강한 지용성 영양소는 높이는 식단 구성이 바람직하다. 평소에 정제 탄수화물은 줄이되 과일 등에서 자연적으로 얻을 수 있는 당을 즐기는 것이 좋다.

성인 여드름 케어 5스텝

STEP 1 클렌저는 항균클렌저로 바꾼다

피부에 여드름이 났는데 어디서부터 관리를 시작해야 할지 감이 오지 않는다면 일단 항균클렌저부터 시작하는 것이 좋다. 여드름용 클렌저에는 항균 성분 및 살리실산과 같은 각질제거 성분이 함께 포함되어 있는 것들이 많다. 첫 단계부터 항균 성분과 각질제거 성분이 모두 최대로 들어간 제품을 선택하는 것은 피부에 자극을 줄 수 있다. 각질제거 성분의 함유량이 높다면(2%) 항균 성분은 가볍게, 항균 성분이 높다면 각질제거 성분 함량은 없거나 적게(0.5~1%) 잡고 서서히 강도를 높여나가는 것이 좋다.

찾아야할 성분
티트리(가벼운 항균), 트리클로산(좀더 강한 항균), 벤조일퍼옥사이드(제일 강한 항균 5% 전후), 살리실산 0.5~2%(각질제거)

주의 대부분의 항균클렌저는 눈 가까이 닿으면 화끈한 느낌이 들거나, 안에 포함된 각질제거 성분으로 인해 눈가 피부에 자극적일 수 있으므로 클렌징워터나 시트를 이용해 메이크업을 먼저 제거해주는 것이 좋다.

STEP 2 토너, 에센스, 모이스처라이저 중 한 가지는
각질제거 기능이 있는 제품을 선택한다

클렌저에 각질제거 기능이 있다 하더라도 30초~1분 내외로 피부에 작용하는 시간이 짧기 때문에, 스킨케어 단계에서 한 가지 정도는 각질제거 기능이 있는 것을 선택하여 사용하는 것이 좋다.

1. 피부가 각각의 각질제거 성분에 적응하는 기간이 필요하다. 만약 스킨케어 단계에서 두 가지 이상의 각질제거 기능의 제품을 사용한다면 최소한 일주일 정도 시험기간을 두어 각각의 성분에 피부가 잘 적응하는지 확인한 후 함께 사용하도록 한다.

ex. 첫째 주: BHA 1.5% 클렌저 – 수분크림

둘째 주: 일반 포밍클렌저 – 토너 – AHA 5% 크림

셋째 주: BHA 1.5% 클렌저 – 토너 – AHA 5% 크림

2. 과도한 각질제거에 주의한다. 클렌저에 각질제거 기능이 없다면 좀 더 강한 농도로, 클렌저에 각질제거 기능이 있다면 낮은 농도로 선택하여 각질제거 농도의 균형을 맞춘다.

ex. BHA 2% 클렌저 (고농도) – 토너 – AHA 10% 크림 (고농도) (×)

BHA 0.5% 클렌저 (저농도) – 토너 – 15% AHA 에센스 (고농도) – 재생크림 (○)

3. 각질제거 성분이 들어간 제품을 연이어 사용하지 않도록 한다.

ex. 티트리 클렌저 – AHA 10% 토너 – BHA 1% 크림 (X)

BHA 0.5% 클렌저 – 수딩 기능의 알코올 프리 토너 – AHA 10% 모이스처라이저 (O)

4. 노화, 건조, 예민성 여드름 피부라면 락틱애씨드(AHA)를 사용한다.
일반적으로 AHA라고 말하면 각질제거 기능이 큰 글리콜산을 의미하지만 성인·노화 피부에 있어서 또 하나 주목해야 하는 AHA로는 락틱애씨드가 있다. 특히 수분이 부족한 노화, 건조, 예민성 여드름 피부라면 락틱애씨드의 효과를 가장 많이 볼 수 있다. 분자의 크기가 커서 서서히 침투하기 때문에 피부를 자극하지 않고 글리콜산에는 없는 멜라닌 합성 억제 기능으로 여드름 자국이 생기는 것을 막아주며, 무엇보다도 여드름 관리 제품의 장기 사용으로 거칠어지기 쉬운 피부에 보습 효과도 있다.

ex. PCA 스킨케어 스킨 피그먼트 젤 HQ–프리(락틱애씨드+아젤라인산+코직산+글루타치온)

STEP 3 마스크는 딥클렌징 + 수딩 기능으로!

클렌저로 항균기능을 했다면 마스크로는 항염(붉은기 완화)과 과잉피지를 부드럽게 흡착할 수 있는 성분을 선택하여 주 1~2회 관리해준다. 머드팩 혹은 진흙팩으로 불리는 딥클렌징마스크의 클레이 성분들도 그 원산지가 매우 다양하며 각각의 미용적 기능에 조금씩 차이가 있다.

찾아야 할 성분
- 차이나 화이트 클레이, 모로칸 레드 클레이: 붉은기 완화, 부드러운 클렌

징 효과(민감, 건조 여드름 피부에 효과적)
- 프렌치 그린 클레이: 항균과 좀더 강한 딥클렌징 효과(중·지성 여드름 피부에 효과적)
- 설퍼: 항균과 항염(클레이에 2:1 또는 1:1의 비율로 섞인 것)

STEP 4 성인 여드름 관리에서 수분 관리는 필수

얼굴에 여드름이 생기면 많은 사람들이 경악하며 당장 여드름에 좋다는 화장품을 사들이게 된다. 그러나 시중에 나와 있는 10대용 여드름 전용 화장품은 탈지력이 강하기 때문에 건조와 여드름이 동반되는 성인 여드름에 탈수현상을 일으키기 쉽다.

흔히 여드름용 스킨케어 가이드를 보면 천편일률적으로 오일프리 모이스처라이저를 사용하라고 나와 있는 것을 볼 수 있는데, 악지성의 성인성 여드름이 아닌 경우 보습력이 부족한 경우가 많다. 특히 각질제거 성분의 클렌저나 에센스, 피지흡착 성분 마스크로 피부에서 '뽑아내는 관리'가 반복될 때 피부의 천연보습막과 수분도 함께 제거된다는 사실을 알아야 한다. 이를 보충해주지 않고 여드름 관리가 장기화되면 피부는 재생력, 즉 상처 회복이 느려지고 결국 여드름 자국과 흉터가 남게 된다.

그보다는 식물성 오일이 가벼운 사용감 및 피부의 수분 손실 방지, 풍부한 항산화 비타민 함유로 피부의 손상을 억제하고 재생을 촉진해주기 때문에 성인 여드름 관리에 효과적이다.

찾아야할 성분
- 수분공급(휴멕턴트) 성분: 히알루론산, 글리세린, 세라마이드

- 모공 막힘이 적은 유분막 형성(에몰리엔트) 성분: 홍화씨유, 올리브유, 살구씨유, 포도씨유, 달맞이꽃유, 로즈힙오일, 아르간오일

STEP 5 재생 관리를 시작한다

마지막 단계에서는 항염 관리와 여드름 자국 관리, 상처 회복 관리를 동시에 해준다. 여드름이 어느 정도 수그러들면 재빨리 재생 관리를 시작하도록 한다. 고름을 동반한 염증이 사라졌다 할지라도 상처가 아물고 있는 동안은 계속 분홍빛이나 붉은빛으로 모세혈관이 확장된 상태로 남아있게 된다. 이 상태가 갈색의 색소(염증 후 과색소침착)로 이어지는 것을 막기 위해서 지속적인 항염, 수딩 관리 기능의 에센스가 필요하다. 10대에는 여드름을 짜더라도 다음 날이면 원상태로 되돌아오는 왕성한 회복력을 보이지만, 성인 피부는 흉터로 이어지게 되기 때문에 표피, 진피층의 손상을 회복시킬 수 있는 성분들이 들어간 재생에센스나 모이스처라이저를 선택하도록 한다. 물론 이 모든 관리에서 자외선 차단제를 함께 사용해야 한다는 것은 두말할 필요도 없다.

찾아야할 성분

- 항균, 항염 기능이 우수한 미백 성분: 니아신아마이드(비타민B3), 비타민C, 알파-비사보롤, 유용성 감초추출물, 아질라인산

    ex. BRTC 블레미쉬 리스토어: 니아신아마이드 함유의 스폿 관리 제품
- 항염, 힐링 촉진 성분: 센탈라아시아티카, EGF, 알로에베라, 판테놀(비타민B5)
- 클리니컬 스킨케어 성분: 아젤라인산(여드름 피부에 효과적인 라이트닝 성분.

아젤리아 여드름 연고의 주성분이기도 하다. 여드름균에 대한 항균기능과 멜라닌 형성 억제기능을 동시에 가지고 있어 여드름 피부에 효과적인 라이트닝 성분이기도 하다.)

ex. 페보니아 라이트닝 세럼(아젤라인산+글리콜릭애씨드+비타민C+멀베리 추출물+알부틴), 코스메딕스 라이트닝 세럼(아질레익산+알파알부틴+락틱애씨드+비사볼올 +글루타치온+멀베리추출물+감초추출물)

> **Pro's Tip 비타민C와 여드름 피부**
>
> 낮은 pH의 순수 비타민C는 모공이 잘 막히는 지성피부에 면포를 형성하거나, 뾰루지 등을 생기게 하는 경우가 종종 있으므로 본인의 피부에 이러한 경향이 있다면 중성 pH의 비타민C를 선택하도록 한다. 또한 항균성분이면서 산소를 발생하는 벤조일퍼록사이드와 항산화 성분인 비타민C는 동시에 사용하지 않는 것이 좋다.

서른부터 달라지는 스페셜 스킨케어
© 이나경 2014

초판 발행   2014년 9월 15일

지은이   이나경
펴낸이   김정순
책임편집   이은정 김수진
일러스트   정하연
디자인   이혜령
마케팅   김보미 임정진 전선경

펴낸곳   (주)북하우스퍼블리셔스
출판등록   1997년 9월 23일 제406-2003-055호
주소   121-840 서울시 마포구 양화로 12길 24(서교동 선진빌딩) 6층
전자우편   editor@bookhouse.co.kr
홈페이지   www.bookhouse.co.kr
전화   02-3144-3123
팩스   02-3144-3121

ISBN 978-89-5605-760-6 (13590)

이 도서의 국립중앙도서관 출판시도서목록(CIP)은 e-CIP 홈페이지(http://www.nl.go.kr/ecip)에서 이용하실 수 있습니다. (CIP 제어번호 : CIP 2014024292)